I0705131

Ericson M'TREIZE

Réflexion sur les portions alimentaires et perte de poids

Le contrôle des portions est une stratégie efficace pour maintenir un équilibre calorique approprié dans le cadre d'un régime alimentaire visant la perte de poids ou le maintien d'un poids santé. Dans cette réflexion, nous aborderons les fondements du contrôle des portions, les méthodes pratiques pour l'appliquer, les pièges à éviter, et comment développer une relation saine avec la nourriture tout en respectant les portions recommandées.

TABLE DES MATIERES

Chapitre 1

Comprendre les Portions et les Portions Servies

L'idée de « portion alimentaire » peut sembler simple de prime abord, mais elle revêt une importance cruciale dans le maintien d'une alimentation saine et équilibrée. La portion, en effet, ne se limite pas à la quantité de nourriture consommée, elle inclut aussi des recommandations précises sur les types et la qualité des nutriments qu'une personne devrait consommer en fonction de ses besoins individuels. Cette distinction est fondamentale dans la gestion d'un mode de vie sain et la prévention de problèmes de santé courants tels que le surpoids, l'obésité et les maladies liées au régime alimentaire.

Dans ce chapitre, nous explorerons en profondeur ce que signifie une portion alimentaire recommandée, comment les portions servies dans la culture moderne diffèrent souvent des recommandations nutritionnelles, et comment ces disparités influencent notre santé. Nous examinerons également les facteurs culturels, économiques et psychologiques qui contribuent à l'augmentation des portions servies et fournirons des stratégies concrètes pour évaluer et contrôler les portions dans la vie quotidienne.

1.1 La Définition de la Portion Alimentaire

Une portion alimentaire fait référence à la quantité d'un aliment ou d'un groupe d'aliments recommandé pour la consommation lors d'un repas ou d'une collation. Cette quantité est déterminée en fonction des besoins nutritionnels et des recommandations alimentaires nationales, qui tiennent compte des calories, des nutriments, et de l'énergie nécessaires pour maintenir un bon équilibre de santé. Les recommandations pour une portion alimentaire visent à offrir suffisamment de nutriments essentiels tels que les protéines, les glucides, les lipides, les vitamines et les minéraux, tout en évitant une surcharge calorique.

Les portions alimentaires sont généralement formulées pour différents groupes d'aliments – par exemple, une portion de légumes, une portion de viande ou de substitut de viande, une portion de céréales, etc. Ces recommandations sont souvent fondées sur des facteurs tels que l'âge, le sexe, le niveau d'activité physique et les objectifs de santé d'un individu. Par exemple, une portion de viande pourrait correspondre à environ 75 grammes, tandis qu'une portion de légumes serait généralement équivalente à une demi-tasse.

Cependant, une portion alimentaire peut varier en fonction des cultures, des habitudes alimentaires et des systèmes de santé en place. Par exemple, en Amérique du Nord, les portions de protéines animales peuvent être plus généreuses, tandis que dans certaines régions asiatiques, les portions de céréales et de légumes sont plus importantes, reflétant des habitudes alimentaires différentes.

1.2 Les Objectifs des Portions Recommandées

Les recommandations de portions alimentaires visent à guider les individus vers une alimentation équilibrée en contrôlant les quantités de nourriture consommées. Un des principaux objectifs de ces recommandations est de faciliter une consommation suffisante et équilibrée de nutriments, contribuant ainsi à une meilleure santé et à la prévention des maladies.

Ces recommandations sont d'autant plus importantes dans une société où les habitudes alimentaires changent rapidement sous l'influence de la mondialisation, de l'urbanisation et de la sédentarité croissante. Dans ce contexte, les portions recommandées servent de repères précieux pour rester dans un cadre alimentaire sain.

1.3 La Différence Entre Portions Recommandées et Portions Servies

Dans la culture moderne, notamment dans les restaurants, les portions servies sont souvent bien plus grandes que celles recommandées. Cette augmentation des portions servies répond à plusieurs facteurs liés à la culture, au marketing, et aux stratégies commerciales.

Culture de l'Abondance

Dans de nombreuses sociétés, la générosité des portions est perçue comme un signe de satisfaction et de valorisation du client. Les établissements de restauration, pour répondre à cette attente, ont tendance à servir des quantités généreuses qui dépassent largement les besoins nutritionnels. Cette culture de l'abondance est particulièrement visible dans les pays où l'accès à la nourriture est abondant, où de grandes portions peuvent être un signe de réussite économique et d'hospitalité.

Valeur Perçue

Une autre raison pour laquelle les portions servies sont souvent grandes est liée à la perception de la valeur. Les consommateurs associent fréquemment des portions généreuses à un bon rapport qualité-prix, estimant que leur argent est mieux dépensé lorsque les assiettes sont pleines. Cela crée une pression supplémentaire sur les restaurants pour augmenter la taille des portions afin d'attirer davantage de clients.

Rentabilité

Les restaurants peuvent bénéficier de marges bénéficiaires plus élevées en augmentant légèrement la taille des portions et les prix. Cela leur permet de facturer un peu plus tout en donnant l'impression au client qu'il obtient une bonne affaire. Par exemple, augmenter la taille d'une portion de frites ou de boisson de quelques grammes ne coûte que très peu au restaurant mais peut être facturé bien plus cher, augmentant ainsi la rentabilité.

Marketing et Publicité

La publicité influence aussi grandement notre perception des portions. Les campagnes de marketing mettent souvent en avant des plats copieux et des portions généreuses, associant ces grandes portions à la convivialité, au plaisir et à la satisfaction. Les images de plats débordants et de boissons surdimensionnées dans les publicités de restauration rapide, par exemple, envoient un message subtil que « plus, c'est mieux ».

1.4 L'Impact des Portions Servies sur la Santé

La différence entre les portions servies et les portions recommandées n'est pas sans conséquences. Elle contribue à une suralimentation, à une consommation excessive de calories, et à un déséquilibre nutritionnel. À long terme, cette surconsommation peut mener à des problèmes de santé tels que le surpoids, l'obésité, le diabète de type 2, les maladies cardiovasculaires et d'autres troubles métaboliques.

Lorsque les portions servies sont bien plus grandes que les portions recommandées, il devient facile de perdre la notion de quantité et de consommer beaucoup plus que nécessaire. Par exemple, commander un plat de pâtes dans un restaurant pourrait facilement fournir l'équivalent de deux à trois portions recommandées de féculents, entraînant une surcharge calorique sans même que la personne ne s'en rende compte.

1.5 Comment Reconnaître et Contrôler Ses Portions

Il est essentiel d'apprendre à reconnaître une portion recommandée et à prendre des décisions éclairées en matière de quantité de nourriture consommée, surtout lorsqu'on mange à l'extérieur. Voici quelques astuces pour mieux gérer ses portions et éviter la suralimentation :

Utiliser des Références Visuelles

Comparer les portions avec des objets de tous les jours est une méthode simple pour évaluer la taille des portions sans avoir besoin d'outils de mesure. Par exemple : Une portion de viande (75 g) peut être comparée à la taille d'un jeu de cartes.

Une portion de fromage (30 g) est approximativement de la taille d'un dé.

Une portion de légumes ou de fruits équivaut souvent à la taille d'un poing fermé.

Prendre le Temps de Manger

Manger lentement permet de mieux percevoir les signaux de satiété que le corps envoie. Les repas pris rapidement peuvent encourager une consommation excessive, car le cerveau n'a pas le temps de recevoir le message de satiété. En prenant le temps de savourer chaque bouchée, on donne au corps la possibilité de signaler lorsqu'il est rassasié.

Contrôler les Portions à la Maison

Préparer ses repas à la maison permet un meilleur contrôle des portions, car il est plus facile de mesurer les quantités d'ingrédients. L'utilisation d'assiettes plus petites peut également aider à réduire la quantité de nourriture servie sans se sentir privé.

Partager les Plats au Restaurant

Dans les restaurants, une bonne astuce est de partager les plats pour éviter la tentation de manger toute la portion servie. De nombreux plats peuvent facilement être divisés en deux, permettant de consommer une quantité plus raisonnable de nourriture.

Faire Attention aux Boissons

Les boissons sucrées et alcoolisées contiennent souvent beaucoup de calories cachées. En réduisant la consommation de ces boissons ou en optant pour des portions plus petites, il est possible d'éviter un apport calorique excessif.

Comprendre la différence entre les portions recommandées et les portions servies est essentiel pour faire des choix alimentaires éclairés. Alors que la culture moderne tend à nous exposer à des portions toujours plus grandes, apprendre à gérer et à contrôler ses portions peut avoir un impact positif majeur sur la santé. En utilisant des astuces simples et en restant conscient des tailles de portions, il est possible de maintenir un équilibre alimentaire et de prévenir les excès. Cette vigilance est d'autant plus importante dans un monde où les habitudes alimentaires évoluent rapidement, souvent au détriment de l'équilibre nutritionnel.

Chapitre 2

L'importance du Contrôle des Portions

Dans un monde où la surabondance de nourriture est accessible presque partout, contrôler ses portions alimentaires est devenu un élément essentiel pour maintenir une santé optimale et une gestion du poids efficace. Le contrôle des portions consiste à surveiller attentivement la quantité de nourriture consommée lors de chaque repas afin de maintenir un équilibre entre les calories consommées et les calories dépensées. Cet équilibre est fondamental pour prévenir la prise de poids excessive, gérer son métabolisme, et adopter un mode de vie plus conscient et plus sain.

Ce chapitre explore en profondeur les avantages du contrôle des portions et les stratégies qui peuvent être utilisées pour réussir à ajuster ses portions aux besoins individuels. Nous examinerons comment le contrôle des portions favorise la conscience de l'apport calorique, prévient la surconsommation, soutient la modération, et permet de reconnaître la satiété. De plus, nous verrons pourquoi cette pratique contribue à un métabolisme plus sain et comment elle peut être intégrée à long terme dans la vie quotidienne pour une gestion de poids durable.

2.1 Conscience de l'Apport Calorique

L'une des premières étapes vers un contrôle efficace des portions est de prendre conscience de la quantité de calories contenues dans chaque aliment consommé. En comprenant combien de calories vous consommez à chaque repas, vous pouvez mieux ajuster votre apport calorique à vos besoins personnels, lesquels varient selon plusieurs facteurs :

- **Âge** : Les besoins caloriques diminuent généralement avec l'âge, car le métabolisme de base ralentit.

- **Sexe** : Les hommes ont tendance à avoir des besoins caloriques plus élevés que les femmes en raison d'une masse musculaire plus importante.

- **Niveau d'activité physique** : Plus une personne est active, plus ses besoins énergétiques augmentent pour soutenir les efforts physiques.

- **Objectifs de santé et de poids** : Une personne souhaitant perdre du poids aura des besoins caloriques différents de ceux d'une personne cherchant à maintenir ou à augmenter sa masse corporelle.

Cette conscience de l'apport calorique aide à établir un cadre alimentaire aligné avec vos besoins énergétiques. Par exemple, une personne qui s'entraîne intensivement plusieurs fois par semaine peut se permettre un apport calorique plus élevé sans risque de prise de poids, contrairement à une personne sédentaire qui doit faire plus attention aux portions pour éviter une consommation excessive de calories. Le suivi des portions est particulièrement utile pour les personnes qui trouvent difficile de suivre un régime restrictif, car cela leur permet de gérer leur alimentation sans recourir à une privation excessive.

2.2 Prévention de la Surconsommation

La surconsommation, qui signifie consommer plus de calories que nécessaire pour le fonctionnement du corps, est l'un des principaux facteurs contribuant à l'excès de poids et aux problèmes de santé associés. Dans de nombreux cas, la suralimentation est due à des portions excessives qui dépassent largement les besoins nutritionnels de la personne. Ce phénomène est souvent amplifié dans les contextes où la nourriture est servie en abondance ou lorsque les portions ne sont pas contrôlées.

La pratique du contrôle des portions permet de limiter l'apport calorique en ajustant la taille des portions pour éviter la surconsommation. Par exemple, si une portion recommandée de pâtes est d'environ une tasse, mais que vous consommez fréquemment deux ou trois tasses par repas, cela peut entraîner une surcharge calorique significative. Apprendre à contrôler les portions vous permet de rester dans un cadre alimentaire qui limite ces excès.

2.3 Réduction des Portions Inutiles

Contrôler les portions permet également d'identifier les portions inutiles ou excessives. La disponibilité des aliments en grandes quantités, notamment dans les buffets ou lors de repas de groupe, encourage souvent à manger davantage que ce dont nous avons réellement besoin. En ajustant les portions, il devient possible de réduire les excès sans se priver de la satisfaction alimentaire.

Une pratique courante dans le contrôle des portions consiste à commencer avec une petite quantité de chaque aliment dans son assiette. Une fois que la portion est consommée, il est possible d'évaluer si l'on souhaite en reprendre en fonction de la satiété ressentie. Cette méthode aide à éviter les portions inutiles qui seraient simplement mangées par habitude ou parce que l'aliment est disponible en grande quantité.

2.4 Pratique de la Modération et Inclusion des Aliments Souhaités

Contrôler les portions permet également d'adopter une approche modérée vis-à-vis des aliments. Il est souvent plus bénéfique pour le bien-être psychologique et la santé de pratiquer la modération plutôt que de bannir certains aliments de son régime alimentaire. Cela signifie qu'au lieu d'éliminer complètement les aliments riches en calories ou en sucre, ils peuvent être consommés en petites portions, ce qui limite leur impact calorique tout en permettant de satisfaire les envies.

La modération est une approche de la consommation qui permet de maintenir une alimentation équilibrée et de profiter des plaisirs gustatifs sans excès. Par exemple, si vous appréciez les desserts, il est tout à fait possible d'en inclure de petites portions dans votre alimentation de façon occasionnelle. La clé est de respecter des portions qui n'interfèrent pas avec vos besoins caloriques globaux.

2.5 Apprentissage et Reconnaissance de la Satiété

Une autre compétence essentielle que permet le contrôle des portions est la capacité de reconnaître les signaux de satiété que le corps envoie. Le cerveau a besoin de temps pour enregistrer la sensation de satiété ; par conséquent, en mangeant de manière plus consciente, vous pouvez mieux percevoir ces signaux et arrêter de manger au moment opportun. Cela évite de finir les assiettes par automatisme et d'outrepasser les besoins réels de votre corps.

Voici quelques pratiques pour aider à développer une meilleure conscience de la satiété :

1. **Manger lentement** : En prenant le temps de savourer chaque bouchée, il est plus facile de reconnaître les signaux de satiété.

2. **Poser les couverts entre les bouchées** : Cela ralentit le rythme des repas et donne au cerveau plus de temps pour détecter la sensation de satiété.

3. **Évaluer la faim avant de se resservir** : Avant de reprendre une deuxième portion, il est utile de se demander si l'on est vraiment encore affamé ou si la satiété est déjà atteinte.

En étant attentif à ces signaux, on devient progressivement plus capable de réguler ses portions en fonction des besoins réels, réduisant ainsi les risques de surconsommation.

2.6 Gestion du Métabolisme

Le contrôle des portions joue également un rôle dans la gestion du métabolisme. Un apport calorique excessif et fréquent peut amener le corps à stocker davantage de graisse, ce qui peut ralentir le métabolisme au fil du temps. À l'inverse, un apport calorique modéré, bien ajusté aux besoins du corps, favorise un métabolisme plus efficace, permettant de brûler les nutriments consommés de manière optimale.

L'objectif du contrôle des portions est de fournir suffisamment de calories pour soutenir les fonctions corporelles sans excès. Cela permet non seulement de maintenir un poids stable, mais aussi d'éviter les fluctuations métaboliques indésirables qui peuvent résulter de cycles de restriction et de suralimentation.

2.7 Conseils Pratiques pour Contrôler les Portions au Quotidien

Adopter des habitudes de contrôle des portions demande du temps, de la pratique et une attention consciente, surtout dans un environnement où la tentation de consommer de grandes quantités de nourriture est omniprésente. Voici quelques techniques qui facilitent cette transition :

1. **Utiliser des assiettes plus petites** : La taille des assiettes influence souvent la perception de la

quantité de nourriture. En utilisant des assiettes plus petites, il est plus facile de limiter la taille des portions sans se sentir privé.

2. **Lire les étiquettes alimentaires** : Les étiquettes fournissent souvent des informations précises sur les portions recommandées et les calories par portion. Cela permet de se rendre compte de la quantité réelle de chaque aliment nécessaire pour respecter les portions recommandées.

3. **Préparer ses repas à l'avance** : Planifier et préparer ses repas à l'avance aide à contrôler les portions, car il devient possible de les mesurer et de les ajuster en fonction des besoins individuels. Les repas faits maison sont également moins susceptibles d'inclure des portions excessives.

4. **Éviter de manger directement à partir de l'emballage** : Manger directement dans un sac de chips ou un pot de glace rend difficile le contrôle des portions. Il est préférable de transférer une petite quantité dans une assiette ou un bol pour mieux gérer la quantité consommée.

5. **Faire attention aux portions de boissons** : Les boissons sucrées et alcoolisées sont souvent très caloriques. Limiter leur consommation ou opter pour de petites portions contribue à réduire l'apport calorique global.

6. **Partager les repas au restaurant** : Lorsque les portions sont trop grandes au restaurant, partager un plat ou demander à emporter la moitié du repas peut être une bonne solution pour éviter les excès sans gaspiller la nourriture.

2.8 Le Contrôle des Portions et la Durabilité de la Gestion du Poids

Le contrôle des portions est un outil puissant et accessible pour une gestion de poids durable, car il ne nécessite pas de privations drastiques. Contrairement aux régimes restrictifs qui éliminent certaines catégories d'aliments ou qui imposent des restrictions caloriques sévères, le contrôle des portions favorise une approche équilibrée et flexible de l'alimentation.

En apprenant à contrôler les portions, on peut continuer à profiter de ses aliments préférés en quantités raisonnables, sans se sentir frustré ou privé. Cela facilite l'adoption d'un mode de vie sain et équilibré, car il devient plus simple d'intégrer cette approche sur le long terme.

Le contrôle des portions est un élément essentiel pour maintenir un équilibre entre les calories consommées et celles dépensées. En adoptant une approche de consommation consciente, en modérant les portions et en apprenant à écouter les signaux de satiété, il est possible de gérer efficacement son poids et de préserver sa santé. En intégrant ces pratiques de manière progressive et adaptée à ses besoins personnels, chacun peut créer un cadre alimentaire durable et sain qui soutient ses objectifs de santé et de bien-être.

Chapitre 3

Méthodes Pratiques pour le Contrôle des Portions

Dans le domaine de la nutrition, le contrôle des portions est un aspect fondamental pour une alimentation équilibrée et une gestion du poids à long terme. Alors que le suivi des portions peut parfois sembler exigeant, il existe des méthodes pratiques et efficaces pour faciliter cette démarche, notamment en utilisant la taille de la main et des ustensiles de mesure. Ce chapitre examine en profondeur chacune de ces méthodes, en expliquant leur fonctionnement, leur application, et les raisons pour lesquelles elles sont précieuses pour la gestion de la nutrition quotidienne.

Nous aborderons d'abord la **méthode de la main**, une approche intuitive pour estimer les portions, puis l'**utilisation d'ustensiles de mesure**, qui offre une précision accrue dans la gestion des portions. Chacune de ces méthodes présente des avantages spécifiques qui peuvent être combinés ou utilisés en fonction des besoins individuels, des objectifs de santé et des préférences personnelles.

3.1 Utilisation de la Main pour le Contrôle des Portions

La méthode de la main est une approche pratique et accessible pour estimer les portions sans nécessiter d'ustensiles spécifiques. Basée sur la taille de votre main, cette méthode peut être adaptée à chaque individu, car la main est souvent proportionnelle à la taille du corps et aux besoins énergétiques globaux. Bien que cette méthode n'offre pas la précision d'une balance ou d'une tasse à mesurer, elle reste une solution pratique pour les repas au restaurant, les sorties, ou toute situation où les ustensiles de mesure ne sont pas disponibles.

Voici comment utiliser la méthode de la main pour chaque groupe alimentaire majeur :

Protéines

Les protéines sont essentielles pour la croissance musculaire, la réparation cellulaire et l'énergie durable. Avec la méthode de la main, vous pouvez évaluer des portions appropriées pour des sources de protéines courantes :

- **Portion de viande ou de poisson** : La taille de votre paume (sans les doigts) équivaut à environ 100 à 150 grammes de viande maigre ou de poisson cuit. Cela correspond à une portion modérée qui convient à la plupart des besoins quotidiens.

- **Portion d'œufs** : Deux œufs moyens, soit environ la taille de la paume d'une main, correspondent à une portion de protéines. Cette portion est idéale pour un petit déjeuner riche en protéines ou pour enrichir des salades et autres repas.

Glucides (Féculents)

Les glucides fournissent l'énergie nécessaire pour soutenir les activités physiques et mentales. En utilisant la méthode de la main, vous pouvez estimer des portions adaptées à vos besoins énergétiques sans risquer les excès.

- **Portion de riz, de pâtes ou de pommes de terre** : La taille de votre poing fermé équivaut à environ une tasse de riz cuit, de pâtes ou de pommes de terre (180 à 200 grammes). Cette portion est une bonne base pour fournir de l'énergie tout en évitant une surcharge calorique.

- **Portion de légumineuses** : Une poignée, équivalant à environ la moitié de votre poing, représente une portion de ½ tasse de légumineuses cuites (pois chiches, haricots, lentilles). Les légumineuses sont également riches en fibres et en protéines, ce qui en fait une source nutritive de glucides.

Légumes

Les légumes sont une source importante de fibres, de vitamines et de minéraux. Ils peuvent être consommés en grandes quantités sans apporter beaucoup de calories, ce qui en fait un aliment de base pour le contrôle du poids.

- **Portion de légumes crus ou cuits** : La taille de votre poing fermé, ou deux poings pour une portion plus grande, correspond à environ une à deux tasses de légumes crus ou cuits. Les légumes-feuilles comme la laitue ou les épinards peuvent être consommés en grande quantité, car ils sont faibles en calories et riches en nutriments.

Fruits

Les fruits apportent des vitamines, des minéraux et des fibres essentielles pour la santé. Cependant, en raison de leur teneur en sucre naturel, il est utile de contrôler les portions.

- **Portion de fruits** : La taille de votre poing fermé, soit environ une petite poignée, représente une portion de fruits frais ou coupés. Cela équivaut souvent à une pomme, une orange ou une petite grappe de raisin. Cette portion est adaptée pour un encas ou pour compléter un repas.

Matières grasses

Les matières grasses sont concentrées en calories, donc même une petite quantité peut apporter beaucoup d'énergie. La méthode de la main permet d'estimer des portions de graisses pour éviter un apport excessif de calories.

- **Portion de matières grasses** : La taille de votre pouce équivaut à environ une à deux cuillères à soupe d'huile, de beurre ou de beurre d'arachide. Pour les noix, une petite poignée (l'équivalent de la taille de votre pouce) est une portion idéale pour bénéficier des graisses saines tout en contrôlant l'apport calorique.

Bien que cette méthode soit simple et pratique, il est important de rappeler qu'elle est basée sur des estimations générales. Selon vos besoins nutritionnels, votre poids, votre taille et vos objectifs de santé, les portions peuvent nécessiter des ajustements. Toutefois, la méthode de la main reste un guide utile pour gérer les portions au quotidien sans avoir besoin de peser ou de mesurer chaque aliment.

3.2 Utilisation d'Ustensiles de Mesure

Bien que la méthode de la main soit pratique, elle ne remplace pas la précision d'une balance ou des ustensiles de mesure lorsque des portions précises sont nécessaires. L'utilisation d'ustensiles de mesure comme des tasses, des cuillères et une balance de cuisine est particulièrement utile pour ceux qui suivent un régime spécifique, qui souhaitent contrôler strictement leur apport calorique ou qui cuisinent régulièrement. Voici pourquoi les ustensiles de mesure jouent un rôle essentiel dans le contrôle des portions :

Précision

L'une des raisons principales d'utiliser des ustensiles de mesure est la précision. Contrairement à la méthode de la main, les ustensiles de mesure permettent d'obtenir des quantités exactes d'aliments. Cela peut être particulièrement important pour ceux qui comptent les calories ou qui suivent un régime strict pour des raisons de santé ou de perte de poids. Par exemple :

- **Utilisation de tasses et de cuillères** : Mesurer les glucides, comme le riz ou les pâtes, avec des tasses assure que vous ne dépassez pas une portion de 200 grammes, par exemple. De même, une cuillère à soupe d'huile ou de beurre est facile à mesurer et vous évite d'ajouter des calories supplémentaires par inadvertance.

- **Balance de cuisine** : Une balance permet de mesurer des portions précises, particulièrement pour les aliments denses en calories comme les noix, le fromage ou le chocolat. Cette précision aide à garder un suivi exact de l'apport calorique.

Consistance dans les Portions

Les ustensiles de mesure assurent une cohérence dans la taille des portions consommées. Cela est essentiel pour maintenir une alimentation régulière et cohérente, surtout si vous avez des objectifs de perte ou de gestion du poids. En utilisant des ustensiles de mesure pour chaque repas, il devient plus facile de suivre ses portions et de repérer d'éventuelles variations qui pourraient contribuer à une prise de poids ou à un déséquilibre alimentaire.

Éducation Nutritionnelle

L'utilisation d'ustensiles de mesure peut aussi servir d'apprentissage visuel et sensoriel. En mesurant régulièrement les portions, vous développez une capacité à évaluer les quantités visuellement. Avec le temps, cela peut vous aider à reconnaître les portions appropriées sans avoir recours aux ustensiles de mesure pour chaque repas. Par exemple, après avoir mesuré une tasse de riz plusieurs fois, vous serez plus apte à reconnaître cette portion de manière intuitive.

Gestion des Portions dans la Cuisson

Lors de la préparation de recettes, les ustensiles de mesure permettent de suivre les quantités d'ingrédients avec exactitude, ce qui peut influencer directement la valeur nutritionnelle du plat. Par exemple, une recette de smoothie peut vite devenir calorique si les portions de beurre d'arachide ou de fruits sont doublées par inadvertance.

Éviter les Excès Alimentaires

Les ustensiles de mesure aident également à éviter les excès alimentaires. Lorsque vous vous fiez à l'estimation visuelle, il est facile de sous-estimer les portions d'aliments riches en calories. Mesurer avec précision les graisses, les glucides, et même les protéines permet de mieux contrôler l'apport énergétique et d'éviter les excès qui peuvent se traduire par une accumulation de calories indésirables.

3.3 Combiner les Méthodes pour une Flexibilité et une Précision Optimales

Il est possible de combiner la méthode de la main et l'utilisation d'ustensiles de mesure pour répondre à différents besoins et situations. Par exemple, dans le cadre d'une journée ordinaire, la méthode de la main peut être suffisante pour les repas pris en déplacement ou au restaurant. À la maison, où les ustensiles de mesure sont facilement disponibles, la balance ou les tasses à mesurer peuvent être utilisées pour garantir des portions plus précises.

En adoptant ces deux méthodes de contrôle des portions, chacun peut trouver un équilibre entre la flexibilité et la précision. Le contrôle des portions devient ainsi une compétence qui, avec la pratique, devient intuitive et s'intègre naturellement dans un mode de vie sain et durable

Chapitre 4

Comprendre les Étiquettes Nutritionnelles

Les étiquettes nutritionnelles constituent un outil précieux pour faire des choix alimentaires éclairés. Elles fournissent des informations détaillées sur les composants nutritionnels d'un produit et permettent d'évaluer si celui-ci convient à vos besoins et objectifs de santé. Comprendre comment lire et interpréter ces informations est essentiel pour maintenir une alimentation équilibrée et contrôler efficacement son apport nutritionnel. Ce chapitre détaille les éléments clés des étiquettes nutritionnelles et donne des conseils pratiques pour les interpréter correctement.

4.1 Taille de la Portion : La Base de l'Étiquette Nutritionnelle

L'élément essentiel à repérer en premier lieu est la **taille de la portion**. Elle indique la quantité de produit sur laquelle se basent toutes les valeurs nutritionnelles indiquées. La taille de la portion est souvent exprimée en unités standard telles que les grammes, les millilitres, ou encore des mesures courantes comme une tasse, une portion de 100g, une tranche, etc. Cela sert de référence pour calculer la quantité réelle de nutriments consommés.

Par exemple :

- Si la taille de la portion indiquée est une tasse (240 ml) et que les informations nutritionnelles concernent 100 calories pour cette portion, consommer deux tasses signifie ingérer 200 calories, le double des valeurs nutritionnelles indiquées.

- Les produits comme les céréales ou les snacks peuvent avoir des tailles de portions plus petites que ce que l'on consomme souvent. Comprendre cette taille de portion vous aide donc à ajuster les valeurs nutritionnelles pour refléter l'apport réel.

Bien comprendre la taille de la portion permet d'éviter des erreurs courantes. Si vous consommez la totalité d'un paquet de biscuits contenant plusieurs portions, il faut alors multiplier chaque valeur par le nombre de portions consommées.

4.2 Calories par Portion : L'Énergie Totale

Les **calories par portion** indiquent la quantité d'énergie fournie par une portion du produit. Les calories sont souvent le premier élément que les gens vérifient, car elles représentent l'énergie que le corps reçoit des aliments et qu'il utilise pour fonctionner.

Cependant, toutes les calories ne sont pas égales : la source de ces calories est également cruciale. Les calories provenant des protéines, des glucides complexes et des graisses saines apportent des nutriments essentiels à l'organisme, tandis que celles provenant des sucres ajoutés ou des graisses saturées peuvent être moins bénéfiques si elles sont consommées en excès.

- **Objectifs de contrôle calorique** : Si vous cherchez à maintenir ou à réduire votre poids, surveiller les calories est important. Connaître le nombre de calories par portion permet d'équilibrer vos repas et d'éviter une surconsommation.

- **Exercice physique et calories** : L'activité physique joue un rôle dans l'équilibre énergétique. Les calories nécessaires varient selon l'âge, le sexe, le poids, la taille et le niveau d'activité physique. Connaître les calories par portion vous aide à ajuster votre apport en fonction de votre niveau d'activité.

Pour bien interpréter les calories, il est utile de vérifier également la qualité des nutriments fournis par ces calories, ce qui nous amène aux macronutriments.

4.3 Macronutriments : Glucides, Protéines, et Lipides

Les macronutriments sont les nutriments dont le corps a besoin en plus grandes quantités pour fonctionner : glucides, protéines et lipides. Chaque macronutriment joue un rôle spécifique, et la bonne compréhension de leur répartition et de leur qualité sur l'étiquette peut aider à équilibrer vos repas.

Glucides

Les glucides sont la source principale d'énergie pour le corps. Ils peuvent se diviser en fibres alimentaires, sucres, et autres glucides complexes. Comprendre cette classification peut vous aider à choisir des produits contenant des glucides de meilleure qualité :

- **Fibres alimentaires** : Les fibres sont un type de glucides que le corps ne digère pas complètement. Elles sont essentielles pour la digestion, la régulation de la glycémie, et procurent une sensation de satiété. Consommer suffisamment de fibres (environ 25-30g par jour) est bénéfique pour la santé digestive et la gestion du poids. Cherchez des produits contenant au moins 2 à 3g de fibres par portion pour une meilleure qualité nutritionnelle.

- **Sucres** : Le sucre total sur l'étiquette comprend les sucres naturels et ajoutés. La présence de sucres ajoutés est un élément à surveiller, car ils contribuent aux calories sans apporter de nutriments essentiels. Pour limiter les sucres ajoutés, cherchez des produits où les valeurs de sucre restent faibles, ou privilégiez ceux contenant des sucres naturellement présents, comme dans les fruits.

Protéines

Les protéines sont essentielles pour la croissance, la réparation et le maintien des tissus corporels. Elles favorisent également une sensation de satiété, ce qui peut aider au contrôle de l'appétit et à la gestion du poids.

- **Apports recommandés** : Les besoins en protéines varient selon l'âge, le sexe, le niveau d'activité et les objectifs personnels. Pour la plupart des adultes, l'apport recommandé est d'environ 0,8g à 1g de protéines par kilogramme de poids corporel. Les athlètes et les personnes très actives peuvent nécessiter davantage.

- **Qualité des protéines** : Il est également important de choisir des protéines de haute qualité, contenant tous les acides aminés essentiels. Les protéines animales (viandes maigres, œufs, poissons) et certaines protéines végétales (comme le quinoa, les pois chiches) offrent des profils complets en acides aminés.

Lipides (Matières Grasses)

Les graisses sont nécessaires pour absorber certaines vitamines (A, D, E, K), protéger les organes et fournir une énergie durable. Cependant, toutes les graisses ne sont pas égales, et les étiquettes nutritionnelles vous permettent de distinguer entre graisses saturées, insaturées et trans.

- **Graisses insaturées** : Les graisses insaturées sont souvent considérées comme les graisses "saines". Elles peuvent être monoinsaturées (présentes dans les avocats, l'huile d'olive) ou polyinsaturées (présentes dans les noix, le poisson). Recherchez des produits riches en graisses insaturées pour des bienfaits cardiaques et un profil nutritionnel de meilleure qualité.

- **Graisses saturées et trans** : Les graisses saturées, si elles sont consommées en excès, peuvent augmenter le risque de maladies cardiaques. Les graisses trans, présentes dans certains produits transformés et pâtisseries, sont particulièrement nocives et devraient idéalement être évitées. Les produits étiquetés "sans gras trans" sont souvent plus bénéfiques pour la santé.

4.4 Vitamines et Minéraux : Les Nutriments Essentiels

Les vitamines et minéraux sont indiqués sur les étiquettes nutritionnelles, généralement sous forme de pourcentages de la Valeur Quotidienne (% VQ). Ces pourcentages vous indiquent combien une portion du produit contribue à votre apport quotidien recommandé pour chaque nutriment.

- **Les valeurs de référence** : Une valeur de 20 % ou plus pour une vitamine ou un minéral est considérée comme élevée et signifie que le produit est une bonne source de ce nutriment. Une valeur de 5 % ou moins est considérée comme faible.

- **Minéraux essentiels** : Le calcium, le fer, le potassium, et le magnésium sont des minéraux souvent présents sur les étiquettes. Recherchez les produits qui contribuent de manière significative à l'apport en ces nutriments, surtout si vous avez des besoins spécifiques, comme un besoin accru de calcium pour la santé osseuse.

- **Vitamines** : Les vitamines courantes sur les étiquettes incluent la vitamine A, la vitamine C, la vitamine D, et les vitamines du groupe B. Une alimentation équilibrée devrait idéalement couvrir l'ensemble des besoins en vitamines, mais certains produits peuvent être fortifiés pour fournir des nutriments additionnels.

4.5 Liste des Ingrédients : Aller au-delà des Chiffres

En plus des informations nutritionnelles, la liste des ingrédients est cruciale pour évaluer la qualité d'un produit. Les ingrédients sont classés par ordre de quantité, le premier ingrédient étant le plus présent dans le produit.

- **Additifs et conservateurs** : Les produits transformés peuvent contenir des additifs comme des agents de conservation, des colorants, ou des édulcorants. En général, une liste d'ingrédients courte et composée d'aliments facilement reconnaissables est souvent un signe de qualité.

- **Allergènes et sensibilités** : La liste des ingrédients permet également d'identifier les allergènes potentiels comme le gluten, le lactose, les arachides, etc. En cas d'intolérances ou de sensibilités, il est essentiel de lire attentivement cette liste pour éviter les déclencheurs potentiels.

- **Huiles et sucres ajoutés** : Les sucres ajoutés peuvent se présenter sous différentes appellations (sirop de maïs, sucre de canne, miel). Si vous surveillez votre apport en sucre, soyez vigilant à ces ingrédients.

4.6 Comparaison avec d'Autres Produits

Comparer les produits similaires peut aider à sélectionner les meilleures options nutritionnelles. En évaluant les calories, la répartition des macronutriments, la teneur en fibres, ainsi que les vitamines et minéraux, vous pouvez choisir des produits qui répondent mieux à vos besoins en matière de santé.

En somme, apprendre à lire les étiquettes nutritionnelles vous donne le pouvoir de faire des choix informés. Vous êtes ainsi mieux équipé pour choisir des produits qui soutiennent vos objectifs de santé, équilibrent votre apport énergétique, et vous offrent une qualité nutritionnelle adaptée à vos besoins.

Interpréter les informations de portions sur les étiquettes nutritionnelles des produits emballés est essentiel pour prendre des décisions alimentaires éclairées et contrôler votre apport nutritionnel. Voici comment interpréter ces informations de manière efficace :

Taille de la Portion : La première chose à rechercher sur une étiquette nutritionnelle est la taille de la portion. Cette information vous indique la quantité de produit que les valeurs nutritionnelles répertoriées sur l'étiquette représentent. Par exemple, si la taille de la portion indiquée est une tasse (240 ml) et que vous en consommez deux, vous devez multiplier les valeurs nutritionnelles par deux pour obtenir l'apport réel.

Calories par Portion : Les calories par portion vous indiquent la quantité d'énergie fournie par une portion du produit. Cela vous aide à contrôler votre apport calorique quotidien et à maintenir un équilibre entre les calories consommées et celles dépensées pour atteindre vos objectifs de poids et de santé.

Macronutriments :

Glucides : Les glucides sont souvent décomposés en fibres alimentaires, en sucres et en autres glucides. Les fibres alimentaires et les sucres sont des sous-catégories importantes à surveiller, en particulier si vous essayez de contrôler votre consommation de sucre.

Protéines : Les protéines sont essentielles pour la croissance, la réparation et le maintien des tissus corporels. Assurez-vous de consommer suffisamment de protéines pour répondre à vos besoins individuels.

Lipides : Les graisses sont également importantes, mais assurez-vous de rechercher les graisses insaturées, considérées comme des graisses saines, plutôt que les graisses saturées ou trans, qui peuvent être moins saines en excès.

Vitamines et Minéraux : Les étiquettes nutritionnelles fournissent souvent des informations sur les vitamines et les minéraux présents dans le produit. Assurez-vous de rechercher les pourcentages de la valeur quotidienne (% VQ) pour chaque nutriment, qui vous indiquent combien une portion du produit contribue à vos besoins quotidiens en nutriments.

Liste des Ingrédients :

En plus des valeurs nutritionnelles, la liste des ingrédients est importante pour identifier les composants spécifiques du produit. Assurez-vous de vérifier la liste des ingrédients pour repérer les additifs indésirables, les allergènes potentiels ou les ingrédients que vous préférez éviter.

Comparaison avec d'Autres Produits : Pour évaluer la qualité nutritionnelle d'un produit, il est souvent utile de le comparer à des produits similaires. Vous pouvez comparer les calories par portion, les teneurs en nutriments et les ingrédients pour choisir la meilleure option pour vos besoins nutritionnels.

En comprenant comment interpréter les informations de portions sur les étiquettes nutritionnelles des produits emballés, vous pouvez prendre des décisions alimentaires plus éclairées et contribuer à une alimentation équilibrée et saine. Cela vous aide également à contrôler votre apport nutritionnel, à maintenir un poids santé et à atteindre vos objectifs de bien-être global.

Chapitre 5

Techniques pour Éviter la Surconsommation

La surconsommation d'aliments, souvent involontaire, peut perturber l'équilibre nutritionnel et entraîner des effets indésirables comme la prise de poids ou des troubles digestifs. En adoptant des techniques de pleine conscience et en appliquant des méthodes de portionnement, il est possible de mieux gérer son appétit, de savourer chaque bouchée et de consommer des portions adaptées. Ce chapitre explore différentes stratégies pour aider à adopter des habitudes alimentaires plus conscientes et plus satisfaisantes.

5.1 Prendre son Temps et Savourer

A. Détente et Respiration avant le Repas

Avant de commencer à manger, prenez quelques instants pour respirer profondément et vous détendre. En vous concentrant sur votre respiration, vous pouvez relâcher les tensions et prendre conscience de vos sensations de faim. Cette pause initiale est une première étape pour ralentir et apprécier le repas qui vous attend.

B. Utiliser des Couverts pour Chaque Bouchée

Manger avec des couverts, même pour des aliments habituellement consommés à la main comme les fruits ou les petites collations, peut ralentir le rythme de consommation. Cela ajoute une étape supplémentaire entre la nourriture et la bouche, encourageant ainsi un rythme plus mesuré. Par exemple, en utilisant une fourchette pour manger des morceaux de fruit au lieu de les prendre à la main, vous prenez plus de temps pour chaque bouchée, ce qui aide à savourer le goût et à mieux ressentir les sensations de satiété.

C. Mâcher Consciencieusement et Longuement

Mâcher chaque bouchée entre 20 et 30 fois avant d'avaler aide à décomposer les aliments en petites particules, ce qui facilite la digestion. De plus, le fait de bien mâcher permet au cerveau de recevoir les signaux de satiété plus tôt, réduisant ainsi la probabilité de trop manger. Prendre le temps de mâcher aide aussi à mieux goûter et apprécier chaque ingrédient, transformant le repas en une expérience sensorielle complète.

D. Faire une Pause Entre les Bouchées

Poser vos couverts entre chaque bouchée est une technique simple mais efficace pour ralentir le rythme du repas. En prenant une pause et en posant vos ustensiles, vous permettez à votre corps de s'adapter et d'envoyer les signaux de satiété au cerveau. Cela favorise une meilleure digestion et permet de savourer les saveurs, textures et arômes de chaque bouchée.

E. Apprécier les Sensations et les Saveurs

Manger en pleine conscience implique de prêter attention aux aspects sensoriels des aliments. Concentrez-vous sur la couleur, la texture, le goût, l'odeur et même le son que produisent certains aliments en les croquant. Ce processus aide à apprécier le repas, augmentant la satisfaction et réduisant le besoin de consommer davantage pour être rassasié.

F. Boire de l'Eau Entre les Bouchées

Boire de petites gorgées d'eau entre chaque bouchée ralentit le rythme du repas et peut également vous aider à ressentir la satiété plus rapidement. L'eau joue également un rôle important dans le processus de digestion, en facilitant le passage des aliments dans le tube digestif.

G. Éliminer les Distractions pour Manger en Pleine Conscience

Les distractions comme la télévision, le téléphone ou l'ordinateur peuvent entraîner une consommation automatique, où l'on est moins conscient de la quantité d'aliments consommés. En vous concentrant uniquement sur le repas, vous prenez conscience de chaque bouchée et des signaux de satiété, ce qui favorise une alimentation plus équilibrée et une meilleure digestion.

H. Écouter les Signaux de Faim et de Satiété

Être attentif aux signaux internes de faim et de satiété est crucial pour éviter la surconsommation. Essayez de manger lorsque vous ressentez une vraie faim et de vous arrêter lorsque vous vous sentez satisfait, même si votre assiette n'est pas vide. En pratiquant régulièrement cette écoute de soi, vous pouvez progressivement réduire les portions sans ressentir de privation.

En appliquant ces techniques, vous pouvez ralentir votre rythme de consommation et renforcer votre connexion avec votre appétit naturel. Cela permet également de mieux réguler votre poids, d'améliorer la digestion et de créer des habitudes alimentaires plus saines et conscientes.

5.2 Portionner Avant de Manger

Le portionnement des aliments avant de manger est une stratégie pratique pour contrôler la quantité de nourriture consommée sans ressentir de restriction. Préparer des portions individuelles et organiser les repas de manière anticipée permet de réduire les risques de surconsommation, en particulier lorsque les tentations sont grandes.

A. Planifier les Portions Avant de Cuisiner

Avant même de commencer à cuisiner, définissez les portions que vous souhaitez consommer pour chaque groupe alimentaire. Par exemple, une portion de protéines, une portion de glucides et une portion de légumes. Cela vous aide à préparer la bonne quantité de nourriture et à éviter de cuisiner en excès, ce qui peut inciter à se resservir par habitude.

B. Utiliser des Récipients Individuels

Les récipients individuels sont particulièrement utiles pour portionner des aliments. En préparant chaque portion dans un récipient séparé, vous évitez la tentation de vous resservir et pouvez contrôler facilement vos quantités. Cela fonctionne aussi bien pour les repas principaux que pour les collations.

C. Préparer des Collations en Portions Individuelles

Si vous avez tendance à grignoter entre les repas, préparez des portions individuelles de collations saines, comme des fruits coupés, des légumes crus avec de la trempette, ou des noix. Cela vous permet de satisfaire vos envies de grignotage sans risque de surconsommation.

D. Diviser les Aliments en Vrac en Portions

Lorsque vous achetez des aliments en grande quantité (noix, viandes, céréales), prenez le temps de diviser ces aliments en portions individuelles. Non seulement cela facilite le contrôle des portions, mais cela réduit aussi le gaspillage alimentaire et vous aide à mieux gérer les quantités.

E. Utiliser des Plateaux à Compartiments pour les Repas Composés

Pour des repas contenant plusieurs éléments (protéines, légumes, glucides), les plateaux à compartiments sont un excellent moyen de visualiser les proportions. Ils permettent de séparer chaque groupe alimentaire et de s'assurer d'une distribution équilibrée des nutriments dans l'assiette.

F. Préparer les Repas à l'Avance et les Portionner

Préparer les repas en avance permet de contrôler les portions et de gagner du temps pendant la semaine. En portionnant chaque repas dans des contenants séparés, vous avez des options prêtes à consommer qui répondent à vos besoins en termes de quantité et de valeur nutritionnelle.

G. Portionner les Restes Avant de Les Ranger

Si vous avez des restes de repas, divisez-les en portions individuelles avant de les ranger au réfrigérateur ou au congélateur. Cela facilite la prise de la bonne quantité lors des repas suivants et réduit la tentation de consommer plus que nécessaire.

En utilisant ces techniques de portionnement, vous prenez le contrôle de vos quantités et réduisez les risques de surconsommation. Cela vous aide également à maintenir une alimentation équilibrée, à éviter le gaspillage alimentaire et à mieux respecter vos objectifs de santé.

5.3 Pratiques Complémentaires pour Soutenir la Gestion des Portions

Pour compléter les techniques mentionnées ci-dessus, il existe d'autres pratiques utiles pour éviter la surconsommation et rester connecté avec vos besoins réels en matière de nutrition.

A. Servir les Repas dans des Assiettes Plus Petites

Des études montrent que la taille de l'assiette peut influencer la quantité de nourriture consommée. En utilisant des assiettes plus petites, vous pouvez donner l'illusion de manger une grande portion, même si la quantité réelle est réduite. Cela aide à manger plus raisonnablement sans se sentir privé.

B. Utiliser des Ustensiles de Mesure

Pour une meilleure précision, utilisez des ustensiles de mesure comme des tasses, cuillères ou balances pour portionner vos aliments. Cela peut être particulièrement utile pour les aliments riches en calories, comme les noix ou les pâtes, où les portions peuvent être difficiles à estimer.

C. Éviter les Buffets et les Repas à Volonté

Dans les buffets et repas à volonté, il est facile de se resservir par habitude ou pour "profiter" de l'offre. Dans ces situations, appliquez les techniques de pleine conscience, en remplissant votre assiette de portions équilibrées et en vous fixant une limite.

D. Prendre du Temps pour Digérer Avant de se Resservir

Si vous avez encore faim après avoir terminé votre portion, prenez une pause d'au moins 10 à 15 minutes pour permettre à votre cerveau de recevoir les signaux de satiété. Si vous avez encore faim après cette pause, optez pour une petite portion d'aliments légers comme des légumes ou une salade.

E. Pratiquer la Gratitude et l'Appréciation

Prendre un moment pour exprimer de la gratitude envers la nourriture que vous consommez peut également renforcer une attitude plus respectueuse et consciente face aux repas. Cela aide à adopter une approche plus respectueuse des portions et à mieux contrôler ses envies.

Ces techniques pour éviter la surconsommation sont des outils puissants pour soutenir une alimentation équilibrée et consciente. En ralentissant, en portionnant les aliments et en adoptant des habitudes alimentaires plus attentives, vous pouvez mieux contrôler votre appétit, éviter la surconsommation, et cultiver un rapport plus sain avec la nourriture.

Chapitre 6

L'Importance de l'Écoute des Signaux de Faim et de Satiété

Les signaux internes de faim et de satiété sont les messages naturels du corps qui indiquent quand il a besoin de se nourrir et quand il est temps d'arrêter de manger. Apprendre à écouter et à respecter ces signaux est fondamental pour maintenir un poids santé, favoriser une digestion optimale et établir une relation positive et équilibrée avec la nourriture. Dans ce chapitre, nous allons explorer en détail comment l'écoute de ces signaux peut transformer votre alimentation et votre bien-être, tout en introduisant des techniques pratiques, telles que la pleine conscience en mangeant, pour intégrer ces principes dans votre quotidien.

6.1 Comprendre les Signaux de Faim et de Satiété

L'écoute des signaux de faim et de satiété consiste à prêter attention aux besoins réels du corps et à répondre de manière appropriée. Cela implique de reconnaître la différence entre la faim physique, qui reflète le besoin de carburant du corps, et la faim émotionnelle, qui peut être déclenchée par le stress, l'ennui ou d'autres émotions. En identifiant ces signaux, vous pouvez éviter de manger pour des raisons émotionnelles et réduire les risques de suralimentation.

La Faim Physique vs. la Faim Émotionnelle

Il est crucial de distinguer la faim physique de la faim émotionnelle. La faim physique survient généralement de manière progressive, et elle est accompagnée de sensations physiques telles que des gargouillements d'estomac, une légère faiblesse ou une baisse d'énergie. En revanche, la faim émotionnelle survient souvent de manière soudaine et entraîne des envies spécifiques d'aliments réconfortants ou sucrés. La faim émotionnelle n'est pas liée aux besoins énergétiques du corps mais à des émotions, et elle peut se manifester comme une envie intense de manger même lorsque vous êtes déjà rassasié.

Exemple : Si vous êtes stressé et que vous ressentez une forte envie de grignoter des aliments sucrés alors que vous avez mangé récemment, il s'agit probablement d'une faim émotionnelle. En revanche, si plusieurs heures se sont écoulées depuis votre dernier repas et que vous commencez à ressentir une légère faim physique, cela peut indiquer un besoin de recharger vos réserves d'énergie.

Les Signaux de Faim

La faim physique peut se manifester de différentes manières, selon le degré de besoin du corps en énergie. Voici quelques signes courants de la faim :

1. Sensation de creux dans l'estomac : Lorsque le corps manque de carburant, l'estomac peut émettre des gargouillis ou donner une sensation de vide.

2. Baisse d'énergie : Une faim physique prolongée peut entraîner une fatigue ou une difficulté à se concentrer, car le corps manque de glucose pour alimenter les cellules.

3. Irritabilité (ou "faim colérique") : Certaines personnes deviennent irritables ou de mauvaise humeur lorsque leur taux de glycémie diminue en raison de la faim.

4. Pensées récurrentes sur la nourriture : Un signe de faim est souvent une pensée croissante pour la nourriture. Cette pensée n'est pas impulsive comme dans la faim émotionnelle, mais se manifeste par une envie de manger un repas nourrissant.

Les Signaux de Satiété

Les signaux de satiété indiquent que le corps a suffisamment mangé et n'a plus besoin d'apport alimentaire supplémentaire. Ces signaux sont essentiels pour éviter la surconsommation de nourriture. Voici quelques signaux courants de satiété :

1. Sensations de plénitude dans l'estomac : Vous ressentez un confort dans votre estomac, sans la sensation de vide ou d'excès.

2. Baisse de l'attrait pour la nourriture : Les premiers morceaux du repas sont souvent plus attrayants que les derniers ; une baisse de cet attrait peut signaler la satiété.

3. Satisfaction mentale : Lorsque le besoin nutritionnel est comblé, vous ressentez un sentiment de contentement et de bien-être qui diminue l'envie de manger davantage.

4. Plaisir diminué à chaque bouchée : Au fur et à mesure que vous mangez, chaque bouchée devient un peu moins plaisante, signalant que votre corps est en train de se rassasier.

6.2 Bienfaits de l'Écoute des Signaux de Faim et de Satiété

En écoutant et en respectant ces signaux, vous pouvez améliorer votre santé de multiples façons.

Maintien d'un Poids Santé

L'écoute des signaux de faim et de satiété peut contribuer à la gestion du poids. En mangeant uniquement lorsque le corps a besoin de carburant et en s'arrêtant lorsqu'il est rassasié, vous réduisez les risques de suralimentation, qui peut conduire au surpoids. La capacité du corps à maintenir un équilibre calorique est facilitée lorsque les repas sont régulés par les signaux internes de faim et de satiété, plutôt que par des portions fixes ou des horaires préétablis.

Amélioration de la Digestion

Manger lorsque vous ressentez une faim réelle favorise une digestion optimale, car votre système digestif est alors prêt à traiter les aliments de manière plus efficace. Lorsque vous êtes affamé, votre estomac produit les enzymes et acides nécessaires pour décomposer la nourriture, facilitant ainsi la digestion. En revanche, manger en l'absence de faim peut ralentir la digestion et entraîner des sensations d'inconfort, telles que des ballonnements et des gaz.

Relation Positive avec la Nourriture

Écouter vos signaux internes vous aide à développer une relation plus saine avec la nourriture. En répondant aux besoins réels de votre corps, vous évitez de manger par habitude, par ennui ou pour compenser des émotions. Cela peut aider à éviter des comportements alimentaires désordonnés, tels que les excès alimentaires ou les régimes restrictifs.

Meilleure Satiété et Réduction des Fringales

En mangeant lorsque vous avez vraiment faim et en vous arrêtant lorsque vous êtes rassasié, vous ressentez une plus grande satisfaction alimentaire. Cela peut réduire les fringales, en particulier pour les aliments sucrés ou gras, car vous donnez à votre corps ce dont il a besoin au bon moment, éliminant ainsi les envies excessives.

Prévention des Fluctuations de Poids

Les régimes restrictifs et les comportements alimentaires irréguliers peuvent entraîner des variations de poids importantes, ce qui peut perturber le métabolisme et être nocif pour la santé. En écoutant vos signaux internes, vous évitez ces fluctuations et favorisez une stabilité pondérale à long terme.

6.3 Techniques pour Écouter les Signaux de Faim et de Satiété

Voici quelques techniques pratiques pour vous aider à reconnaître et à écouter vos signaux de faim et de satiété.

A. Tenir un Journal de Faim et de Satiété

Tenir un journal peut être utile pour identifier les schémas de votre faim et de votre satiété. Notez chaque fois que vous mangez, l'intensité de votre faim avant le repas, et votre niveau de satiété après. Cela vous permet de prendre conscience de vos habitudes alimentaires et de vous ajuster en fonction des signaux de votre corps.

Exemple de notation :

- Avant de manger : Faim légère/modérée/intense.

- Après avoir mangé : Satiété légère/modérée/pleine/surchargée.

B. Pratiquer la Pleine Conscience en Mangeant

La pleine conscience en mangeant consiste à être pleinement présent et attentif à chaque aspect de l'expérience alimentaire. Cela inclut la reconnaissance des sensations de faim et de satiété, ainsi que l'appréciation des textures, des saveurs et des arômes des aliments. Cette pratique favorise la satisfaction alimentaire et vous aide à écouter les besoins de votre corps.

Conseils pour manger en pleine conscience :

1. Manger lentement : Prenez le temps de bien mâcher chaque bouchée et de savourer les saveurs.

2. Poser les couverts entre chaque bouchée : Cela vous aide à ralentir et à mieux apprécier la nourriture.

3. Porter attention aux sensations physiques : Notez comment votre corps réagit à chaque bouchée, et arrêtez-vous lorsque vous sentez une satiété confortable.

4. Éviter les distractions : Éteignez la télévision, mettez votre téléphone de côté, et concentrez-vous uniquement sur votre repas.

C. Utiliser une Échelle de Faim et de Satiété

Une échelle de faim et de satiété est un outil simple mais efficace pour mieux comprendre vos signaux internes. Elle fonctionne sur une échelle de 1 à 10, où 1 représente une faim intense, et 10 une sensation de suralimentation. Voici comment utiliser cette échelle pour guider vos choix alimentaires :

1. 1-2 : Vous avez très faim et êtes prêt à manger un repas complet.

2. 3-4 : Vous avez une légère faim, idéal pour un en-cas sain ou un repas léger.

3. 5-6 : Vous vous sentez confortable, ni affamé, ni trop rassasié. Il est recommandé d'attendre un peu avant de manger davantage.

4. 7-8 : Vous commencez à être rassasié, et c'est le moment idéal pour finir le repas.

5. 9-10 : Vous êtes totalement rassasié, peut-être trop. Il est recommandé de ne pas manger davantage pour éviter les inconforts digestifs.

6.4 Cultiver une Relation Équilibrée avec la Nourriture

En pratiquant l'écoute des signaux de faim et de satiété, vous pouvez cultiver une relation plus consciente et équilibrée avec la nourriture. Voici quelques habitudes à adopter pour maintenir une approche saine :

1. Accepter les fluctuations naturelles de faim : La faim varie en fonction de nombreux facteurs, y compris l'activité physique, les émotions et les niveaux de stress. Apprenez à écouter votre corps sans jugement et à accepter que chaque journée peut être différente.

2. Ne pas se priver de nourriture : Lorsque vous ressentez une faim réelle, écoutez-la et nourrissez votre corps avec des aliments nutritifs. Ignorer la faim peut provoquer une sensation de manque, entraînant plus tard des excès alimentaires.

3. Manger avec plaisir et gratitude : Profitez pleinement de chaque repas en prenant le temps de savourer les saveurs et en étant reconnaissant pour la nourriture que vous mangez. La satisfaction alimentaire est essentielle pour éviter les fringales émotionnelles.

4. Trouver des alternatives à la faim émotionnelle : La faim émotionnelle peut souvent être gérée en trouvant des alternatives, comme la méditation, le yoga ou simplement une promenade. Expérimentez pour trouver ce qui fonctionne pour vous et vous aide à faire face aux émotions sans utiliser la nourriture.

L'écoute des signaux de faim et de satiété est un élément fondamental d'une alimentation saine. En reconnaissant et en respectant ces signaux, vous pouvez maintenir un poids santé, améliorer votre digestion, et développer une relation positive avec la nourriture. En pratiquant la pleine conscience en mangeant, vous renforcerez votre capacité à savourer chaque repas et à satisfaire vos besoins nutritionnels de manière équilibrée et bienveillante.

En cultivant cette écoute attentive de votre corps, vous apprendrez à apprécier chaque aspect de l'alimentation, à reconnaître vos besoins réels, et à développer une relation nourrissante avec la nourriture.

Chapitre 7

Gérer les Portions lors de Sorties ou d'Événements Sociaux

Les sorties et événements sociaux sont des moments précieux de partage et de convivialité, mais ils peuvent aussi présenter des défis pour ceux qui cherchent à maintenir une alimentation équilibrée et à gérer leurs portions. Entre les plats copieux, les tentations de grignotage et les boissons souvent caloriques, il est facile de consommer plus que nécessaire. Cependant, avec une bonne planification et quelques stratégies pratiques, il est tout à fait possible de profiter de ces moments tout en maintenant le cap sur ses objectifs de santé.

Ce chapitre aborde des méthodes concrètes pour gérer les portions lors de sorties au restaurant, d'événements entre amis ou en famille, et même de fêtes où les options alimentaires abondent. Avec des outils pour préparer à l'avance et des astuces pour faire des choix sains sur le moment, vous pourrez vous sentir libre de savourer chaque expérience sans sacrifier vos objectifs nutritionnels.

7.1 Planifier ses Choix Alimentaires à l'Avance

Planifier à l'avance est une stratégie efficace pour anticiper les éventuels obstacles liés aux portions et éviter les excès. En sachant déjà ce que vous allez manger, vous pouvez faire des choix judicieux sans ressentir la pression de céder à toutes les tentations.

A. Consulter le Menu à l'Avance

Lorsque vous êtes invité à un événement dans un restaurant ou que vous savez qu'il y aura des choix alimentaires variés, prenez le temps de consulter le menu en ligne. La plupart des restaurants mettent leurs menus à disposition sur leur site ou via des applications de restauration. Voici quelques conseils pour utiliser cette méthode :

- Identifier les Options Équilibrées : Recherchez des plats qui incluent des protéines maigres (comme le poulet grillé, le poisson ou les légumineuses), des légumes et des glucides complexes (comme le riz complet ou les pommes de terre non frites). Évitez les plats riches en sauces crémeuses, en matières grasses ajoutées, ou en sucre.

- Choisir un Plat Avant d'Arriver : Décider de ce que vous allez manger avant de vous rendre sur place réduit la tentation d'opter pour des options moins saines.

- Demander des Conseils : Certains restaurants mettent à disposition des conseils diététiques sur leurs menus, notamment en matière de calories.

Utilisez ces informations pour estimer la taille des portions et faire des choix qui vous conviennent.

B. Opter pour un Repas Équilibré

Lorsque vous êtes en déplacement, il est essentiel de maintenir un équilibre entre protéines, glucides et graisses pour vous assurer que le repas est à la fois nourrissant et satisfaisant. Voici quelques conseils pour construire un repas équilibré :

- Prioriser les Protéines et les Légumes : Les protéines aident à maintenir la satiété, tandis que les légumes apportent des fibres et des nutriments essentiels. Combinez-les dans vos choix de plats, par exemple en choisissant un filet de poisson avec des légumes cuits à la vapeur en accompagnement.

- Intégrer des Glucides Complexes : Si vous avez le choix, optez pour des glucides complexes, comme les pommes de terre au four, le riz brun ou le quinoa, qui offrent une libération d'énergie prolongée et limitent les pics de sucre dans le sang.

- Éviter les Plats Trop Riches en Matières Grasses : Réduisez votre consommation d'aliments frits ou trop riches en huile, qui ajoutent des calories inutiles et peuvent entraîner une sensation de lourdeur. Privilégiez plutôt les aliments cuits à la vapeur, grillés ou au four.

C. Adapter le Reste de vos Repas

Pour gérer votre consommation calorique quotidienne, vous pouvez adapter les repas autour de votre sortie. Par exemple, si vous prévoyez de consommer un repas plus riche lors de l'événement, optez pour des choix plus légers avant ou après, comme des soupes de légumes, des salades avec une source de protéines maigres, ou des smoothies riches en fibres.

D. Préparer des Collations Saines pour les Longues Sorties

Lors de sorties qui s'éternisent, avoir des collations saines sous la main peut vous aider à maintenir votre niveau d'énergie et à éviter les tentations alimentaires. Voici quelques idées de collations pratiques et équilibrées :

- Fruits Frais ou Séchés : Les fruits sont riches en fibres, en vitamines et en minéraux. Prévoyez une pomme, une banane ou des tranches de fruits séchés sans sucre ajouté.

- Noix et Graines : Riches en graisses saines et en protéines, les noix et les graines sont pratiques à emporter. Attention toutefois à la portion, car elles sont caloriques ; une poignée (environ 30g) est idéale.

- Barres Protéinées ou Céréales : Préparez des barres maison à base d'avoine, de fruits secs et de noix, ou choisissez des barres protéinées avec peu de sucre ajouté.

7.2 Contrôler les Portions en Plein Événement

Une fois sur place, des techniques simples peuvent vous aider à gérer vos portions et à maintenir vos habitudes alimentaires équilibrées.

A. Garder en Tête les Portions Appropriées

Les grandes portions ou les buffets peuvent rendre difficile la maîtrise des quantités. Pour cela, gardez en tête ces astuces simples :

- Servir une Portion Modérée : Si possible, utilisez une assiette plus petite pour limiter la quantité de nourriture que vous prenez. Commencez par des portions plus petites et évaluez votre niveau de satiété avant de vous resservir.

- Fractionner les Repas : Plutôt que de prendre un grand plat, optez pour deux petits plats répartis sur le temps de l'événement. Cela permet de manger plus lentement et de mieux évaluer la satiété.

- Partager un Plat : Si les plats sont généreusement servis, n'hésitez pas à proposer à un ami de partager votre assiette. Cela permet non seulement de limiter la quantité consommée, mais aussi d'éviter le gaspillage alimentaire.

B. Rester Hydraté

L'eau joue un rôle essentiel pour contrôler l'appétit et éviter de confondre faim et soif. Buvez un grand verre d'eau avant de manger et continuez de vous hydrater tout au long de l'événement. Cette astuce simple peut réduire les envies de grignoter par simple besoin de s'hydrater.

C. Éviter les Aliments Déclencheurs

Certains aliments peuvent être difficiles à consommer en petite quantité, notamment ceux riches en sucre ou en gras. Soyez conscient de vos propres déclencheurs alimentaires et envisagez des alternatives. Par exemple :

- Optez pour une Sélection Plus Équilibrée : Si vous savez que les desserts riches en sucre ou les aliments très gras sont vos faiblesses, essayez de choisir une portion modérée ou d'opter pour des alternatives, comme une salade de fruits au lieu d'un gâteau crémeux.

- Prendre une Portion Limité : Si vous souhaitez profiter de ces aliments sans excès, prenez une petite portion et savourez chaque bouchée sans culpabilité.

D. Favoriser la Flexibilité et l'Indulgence

Il est important de rester flexible et de se permettre quelques indulgences de temps en temps, surtout lors d'occasions spéciales. Voici quelques idées pour profiter de ces moments sans compromettre vos habitudes :

- Accepter les Excès Occasionnels : S'accorder un plat ou un dessert que l'on apprécie sans culpabilité est essentiel pour entretenir une relation saine avec la nourriture. Faites des choix conscients, mais profitez de l'instant.

- Recentrer vos Objectifs sur le Long Terme : Lors d'événements particuliers, rappelez-vous que l'équilibre alimentaire se construit sur la durée. Profiter de l'instant tout en étant modéré dans vos choix alimentaires vous permet de rester sur la bonne voie.

7.3 Stratégies de Substitution et d'Alternatives pour des Choix Plus Sains

La substitution est une technique précieuse pour améliorer la valeur nutritionnelle de vos repas sans sacrifier le goût. Cela vous permet de déguster des plats équilibrés tout en appréciant l'expérience culinaire.

A. Demander des Substitutions pour Alléger les Plats

De nombreux restaurants sont prêts à répondre aux demandes de substitution, qui peuvent transformer un plat classique en une option plus équilibrée :

- Remplacer les Frites par des Légumes : Demandez à remplacer les frites ou autres accompagnements riches en graisses par des légumes cuits à la vapeur, une salade verte ou des légumes grillés.

- Modifier la Préparation : Les plats frits peuvent souvent être cuits de manière plus saine, comme au four ou grillés. N'hésitez pas à demander au serveur si votre plat peut être préparé différemment pour réduire les matières grasses.

- Choisir des Vinaigrettes et Sauces Allégées : Les vinaigrettes et sauces peuvent ajouter beaucoup de calories. Optez pour une vinaigrette à base de citron et d'huile d'olive ou demandez à ce qu'elle soit servie à part.

B. Encourager les Autres à Participer à des Choix Sains

Faire des choix éclairés peut inspirer les autres autour de vous à adopter des habitudes alimentaires équilibrées. Que ce soit en proposant de partager un plat, en recommandant une alternative plus saine, ou simplement en discutant de vos choix, vos actions peuvent inciter d'autres personnes à repenser leur propre relation avec la nourriture.

En planifiant vos choix alimentaires, en contrôlant les portions et en optant pour des alternatives saines, vous pouvez profiter pleinement de vos sorties sociales sans compromettre vos objectifs de santé. Ces pratiques vous permettent de maintenir un équilibre entre bien-être personnel et plaisir culinaire, tout en cultivant une alimentation consciente et durable.

Chapitre 8

Repenser les Tailles de Portion

Dans un monde où les portions ont tendance à augmenter, il est essentiel de revoir la taille de ce que nous consommons pour rester en bonne santé. Repensons ensemble les portions alimentaires, en particulier pour les boissons sucrées et les collations transformées, souvent consommées en excès. Ce chapitre présente des stratégies pour limiter ces aliments superflus, tout en augmentant les portions de légumes, afin de tirer parti de leurs bienfaits nutritionnels et d'établir un équilibre alimentaire bénéfique pour la santé à long terme.

8.1 Comprendre les Conséquences d'un Excès de Portions Inutiles

Beaucoup de produits industriels disponibles aujourd'hui sont denses en calories mais faibles en nutriments. Les aliments comme les boissons sucrées, les confiseries, et les snacks salés sont consommés en grandes quantités, influençant ainsi notre bien-être de plusieurs façons. Voici les principales raisons de réduire ces portions superflues.

A. L'Apport Calorique Excessif

Les boissons sucrées et les collations transformées sont riches en calories mais pauvres en nutriments. Une portion de boisson gazeuse de 500 ml peut contenir plus de 200 calories, principalement issues de sucres ajoutés, alors qu'un sac de chips ou de biscuits peut rapidement dépasser les 400 calories. Consommer ces aliments en grande quantité augmente les apports caloriques journaliers sans fournir les nutriments essentiels, favorisant ainsi la prise de poids.

De plus, les aliments transformés sont conçus pour être consommés en grande quantité. Leur teneur en gras, sucre et sel stimule le plaisir gustatif, rendant difficile le contrôle des portions.

B. Faible Valeur Nutritive

Contrairement aux fruits, légumes et protéines maigres, les collations transformées apportent peu de nutriments. Elles manquent de vitamines, de minéraux, de fibres et de protéines, éléments nécessaires pour soutenir les fonctions corporelles et le bien-être global. Par exemple, un verre de soda contient principalement de l'eau, des sucres et des colorants, alors qu'un verre de jus de fruit naturel fournit des vitamines comme la vitamine C, des antioxydants et des fibres. Remplir son estomac avec des calories vides de ce type prive le corps des nutriments dont il a besoin pour fonctionner efficacement.

C. Pic Glycémique et Fluctuations d'Énergie

Les aliments riches en sucre et glucides simples peuvent provoquer des pics rapides de glycémie suivis d'une chute tout aussi rapide, entraînant des fluctuations de l'énergie et des fringales fréquentes. Ces changements rapides dans le taux de sucre sanguin peuvent générer une sensation de fatigue ou d'irritabilité, ainsi qu'une envie de consommer encore plus de sucres pour maintenir l'énergie.

Les aliments à faible index glycémique, comme les légumes et les grains entiers, aident au contraire à stabiliser le taux de sucre dans le sang, prévenant ainsi les coups de fatigue et les fringales.

D. Risques pour la Santé à Long Terme

Les boissons sucrées et collations transformées consommées en grandes quantités augmentent le risque de nombreuses maladies chroniques. La surconsommation de sucres, par exemple, est associée à un risque accru de diabète de type 2, d'hypertension, de maladies cardiaques et d'obésité. L'excès de graisses saturées et trans que l'on trouve dans certains snacks peut également nuire à la santé cardiovasculaire. La réduction de ces portions superflues dans votre alimentation est donc une étape cruciale pour réduire le risque de ces maladies.

E. Déséquilibre des Habitudes Alimentaires

Les habitudes alimentaires se développent au fil du temps, et consommer régulièrement des portions superflues de snacks sucrés ou salés peut instaurer une dépendance aux goûts sucrés ou gras. Les collations transformées étant souvent peu rassasiantes, elles favorisent la consommation excessive et rendent difficile le contrôle de l'appétit. Pour de nombreux consommateurs, il est plus difficile de consommer des portions modérées de collations sucrées que de produits naturellement riches en fibres et en protéines.

F. Promotion de Choix Alimentaires Plus Sains

En réduisant la place occupée par ces aliments superflus dans votre alimentation, vous pouvez intégrer plus d'aliments riches en nutriments. Les fruits, légumes, protéines maigres, et grains entiers prennent alors une place centrale, permettant de mieux répondre aux besoins nutritionnels du corps. Cela vous permet aussi de ressentir plus de satiété avec moins de calories, facilitant la gestion de l'appétit et du poids. Par exemple, remplacer un soda par un smoothie à base de fruits et légumes frais peut apporter vitamines, fibres et minéraux pour moins de calories et de sucres simples.

8.2 Stratégies pour Réduire les Portions Superflues

Pour limiter la consommation excessive d'aliments transformés, voici des méthodes pratiques et simples à mettre en place dans votre quotidien.

A. Opter pour des Portions Plus Petites

Lorsque vous décidez de consommer un aliment riche en calories ou en sucre, réduisez la taille de votre portion. Par exemple, choisissez un petit verre de soda au lieu d'un grand, ou divisez un paquet de biscuits en deux pour éviter de le consommer en une seule fois.

B. Privilégier l'Eau et les Boissons Non Sucrées

Remplacer les boissons sucrées par de l'eau, du thé non sucré, ou de l'eau infusée aux fruits est une excellente façon de réduire les calories sans ressentir de privation. Si vous appréciez le goût sucré, essayez d'ajouter des tranches de citron, d'orange ou des feuilles de menthe dans votre eau pour lui donner un goût plus agréable.

C. Faire des Collations Saines une Habitude

Les collations nutritives et équilibrées préviennent les fringales et réduisent l'envie de se tourner vers des aliments transformés. Les fruits frais, les noix non salées, les yaourts nature, ou des bâtonnets de légumes sont des options de collation rassasiantes qui aident à stabiliser l'énergie.

D. Limiter les Aliments à Risque

Pour les aliments que vous avez tendance à consommer sans modération, essayez de les éviter autant que possible chez vous. Si ces produits ne sont pas à portée de main, vous êtes moins susceptible de les consommer.

8.3 Augmenter les Portions de Légumes

Augmenter les portions de légumes dans votre alimentation permet de bénéficier de nombreux nutriments tout en maintenant un apport calorique modéré. Les légumes sont riches en fibres, vitamines, minéraux et antioxydants qui contribuent à une meilleure santé générale et aident à maintenir un poids stable.

A. Opter pour une Grande Variété de Légumes

Varier les légumes que vous consommez permet de diversifier les apports nutritionnels et d'éviter la lassitude. Les légumes à feuilles vertes, comme les épinards, le chou frisé et la roquette, sont riches en vitamines K et C, en fer, et en fibres. Les légumes-racines comme les carottes et les betteraves fournissent des antioxydants et des minéraux, tandis que les légumes crucifères comme le brocoli, le chou-fleur et le chou de Bruxelles sont particulièrement bénéfiques pour le système immunitaire.

B. Ajouter des Légumes à Chaque Repas

Incorporer des légumes à chaque repas est une stratégie simple pour améliorer votre alimentation. Ajoutez des épinards ou des champignons à vos œufs brouillés, des poivrons dans vos sandwichs, ou des tomates dans vos plats de pâtes. Ces petites additions permettent d'augmenter votre apport en fibres et en micronutriments.

C. Préparer des Collations à Base de Légumes

Les collations de légumes sont une alternative nutritive aux snacks industriels. Les bâtonnets de carottes et de céleri, les tranches de concombre avec du houmous, et les poivrons miniatures garnis de fromage frais sont des options savoureuses et faciles à préparer.

D. Consommer des Plats Principaux Végétariens

Intégrer des plats à base de légumes comme éléments principaux de vos repas est une excellente stratégie pour augmenter leur consommation. Optez pour des sautés de légumes avec du tofu ou des pois chiches, des ragoûts de légumes, ou des currys végétariens. Ces plats, en plus d'être faibles en calories, sont riches en fibres et en antioxydants.

E. Expérimenter avec Différentes Méthodes de Cuisson

Les légumes peuvent être préparés de nombreuses façons pour varier les saveurs et textures. Vous pouvez les rôtir, les griller, les cuire à la vapeur, ou même les manger crus. Les légumes rôtis, par exemple, développent des saveurs naturellement sucrées, tandis que les légumes grillés apportent un goût fumé agréable. Testez plusieurs techniques pour découvrir vos préférences.

F. Utiliser des Légumes comme Substituts

Remplacer certains aliments par des légumes peut diminuer l'apport calorique de votre repas sans réduire la sensation de satiété. Par exemple, utilisez des courgettes en spirale comme alternative aux pâtes, ou des feuilles de laitue comme enveloppes pour des sandwiches.

En réévaluant les portions, en limitant les aliments transformés, et en augmentant votre consommation de légumes, vous pouvez adopter des habitudes qui favorisent la santé. Restez à l'écoute de vos besoins et des signaux de faim et de satiété de votre corps, en privilégiant toujours les aliments qui nourrissent votre bien-être et soutiennent vos objectifs de santé à long terme

Chapitre 9

Adapter les Portions aux Besoins Individuels

Le choix de portions alimentaires adaptées aux besoins spécifiques de chaque individu est une approche essentielle pour une santé optimale et un équilibre nutritionnel durable. En ajustant les portions en fonction de facteurs comme la santé, le métabolisme et le niveau d'activité, on peut améliorer le bien-être, optimiser l'énergie et prévenir les déséquilibres nutritionnels. Ce chapitre explore l'importance de cette adaptation, en décrivant les multiples aspects à prendre en compte et les avantages à long terme d'une alimentation personnalisée.

9.1 Pourquoi Adapter les Portions Est Essentiel

Les besoins nutritionnels varient d'une personne à l'autre. Les différences d'âge, de sexe, de taille, de poids, de métabolisme de base et d'activité physique influencent la quantité de nourriture nécessaire pour maintenir une bonne santé. Adopter une approche individualisée des portions alimentaires est une stratégie efficace pour optimiser la nutrition et le bien-être, évitant aussi bien les carences que les excès. Voici plusieurs raisons fondamentales qui montrent pourquoi il est important d'ajuster les portions en fonction des besoins de chacun.

A. Répondre aux Besoins Énergétiques

Les besoins caloriques quotidiens dépendent de plusieurs facteurs, tels que l'âge, le sexe, la taille, le poids et le niveau d'activité physique. Par exemple, une personne jeune et physiquement active, qui pratique un sport ou a un métier exigeant, aura des besoins énergétiques beaucoup plus élevés qu'une personne plus âgée ou sédentaire. Adapter les portions permet de fournir à chaque individu la quantité d'énergie dont son corps a besoin pour fonctionner efficacement, sans provoquer d'excès ni de déficits.

De plus, les besoins énergétiques varient au cours de la vie. À l'adolescence, pendant la grossesse ou pour les personnes engagées dans un programme d'entraînement intensif, les besoins en calories peuvent être plus élevés. Adapter les portions pour répondre à ces exigences spécifiques permet d'éviter les carences tout en maintenant des niveaux d'énergie adéquats.

B. Maintenir un Poids Santé

Le contrôle du poids est une question de balance énergétique : la quantité d'énergie consommée doit correspondre à celle dépensée. Si les portions alimentaires sont trop importantes, l'apport calorique risque d'être supérieur aux besoins, contribuant ainsi à la prise de poids. À l'inverse, des portions insuffisantes peuvent entraîner une perte de poids involontaire et des carences. Adopter des portions adaptées aux besoins énergétiques de chacun est donc essentiel pour un poids stable et sain.

Les recommandations pour une taille de portion optimale peuvent aussi inclure un équilibre entre les macronutriments (protéines, glucides, lipides), qui jouent un rôle important dans la sensation de satiété. Par exemple, des portions équilibrées en protéines et en fibres sont souvent plus rassasiantes, ce qui réduit le besoin de consommer davantage pour se sentir satisfait.

C. Gérer les Maladies Chroniques

Adapter les portions alimentaires est également important pour les personnes vivant avec des conditions médicales chroniques. Certaines maladies comme le diabète, les maladies cardiaques, et l'hypertension nécessitent une approche nutritionnelle spécifique pour contrôler les symptômes et réduire les risques de complications.

Dans le cas du diabète, par exemple, l'ajustement des portions de glucides permet de mieux réguler la glycémie et d'éviter les fluctuations importantes. De même, pour les personnes souffrant d'hypertension, la réduction des portions d'aliments riches en sodium peut contribuer à maintenir une tension artérielle saine. Ces ajustements peuvent jouer un rôle essentiel dans la gestion de la maladie et l'amélioration de la qualité de vie.

D. Optimiser la Performance Physique

Les besoins nutritionnels des personnes physiquement actives, particulièrement les athlètes ou ceux qui s'entraînent de façon intense, sont différents de ceux des individus moins actifs. Pour les sportifs, les portions de glucides, de protéines et de graisses doivent être ajustées pour soutenir la performance, optimiser la récupération et favoriser la croissance musculaire.

Des portions adéquates en glucides permettent de stocker du glycogène dans les muscles, essentiel pour maintenir l'énergie pendant l'effort. Les protéines, quant à elles, soutiennent la réparation musculaire et aident à prévenir les blessures. Enfin, les graisses saines fournissent une source d'énergie durable pour les exercices de longue durée et jouent un rôle dans la régulation hormonale.

E. Améliorer la Santé Métabolique

L'adaptation des portions peut aussi avoir un impact sur la santé métabolique, en influençant des facteurs comme la glycémie, le cholestérol et la pression artérielle. Une alimentation équilibrée, avec des portions adaptées, peut aider à maintenir une glycémie stable et à éviter des pics rapides de glucose dans le sang. De plus, les portions adéquates de graisses saines et de fibres alimentaires contribuent à la régulation des niveaux de cholestérol et de la pression artérielle, réduisant ainsi le risque de maladies métaboliques.

En intégrant des portions équilibrées d'aliments riches en fibres, comme les fruits, les légumes et les grains entiers, on favorise une meilleure digestion et une régulation naturelle des niveaux de sucre dans le sang. Les fibres ralentissent la digestion des glucides, permettant ainsi une libération graduelle de glucose, ce qui est bénéfique pour la santé métabolique.

9.2 Facteurs à Prendre en Compte pour Adapter les Portions

L'adaptation des portions alimentaires dépend de plusieurs éléments clés, et il est important de les examiner attentivement pour s'assurer que chaque individu reçoit les apports nécessaires. Voici certains des principaux facteurs à considérer pour personnaliser les portions alimentaires :

A. Âge et Étapes de Vie

Les besoins nutritionnels évoluent au fil des étapes de la vie. Les nourrissons, les enfants et les adolescents sont en période de croissance, ce qui nécessite davantage de calories et de nutriments pour soutenir le développement physique et cérébral. À l'âge adulte, les besoins caloriques peuvent diminuer légèrement, surtout si l'activité physique est modérée. Pour les personnes âgées, il est souvent nécessaire de consommer moins de calories tout en s'assurant d'un apport suffisant en protéines et nutriments essentiels, afin de préserver la masse musculaire et la santé osseuse.

B. Sexe et Composition Corporelle

Les hommes et les femmes peuvent avoir des besoins caloriques et nutritionnels différents en raison de différences hormonales et de composition corporelle. En général, les hommes ont une masse musculaire plus importante, ce qui augmente leur besoin calorique de base. Les femmes, surtout en période de grossesse ou d'allaitement, ont besoin de portions adaptées pour répondre à leurs besoins accrus en nutriments comme le fer, le calcium et l'acide folique.

C. Métabolisme de Base

Le métabolisme de base est le nombre de calories que le corps brûle au repos pour maintenir les fonctions vitales, comme la respiration, la circulation sanguine et la régulation de la température corporelle. Ce métabolisme varie d'une personne à l'autre, en fonction de facteurs génétiques, de la composition corporelle et du niveau d'activité. Les personnes ayant un métabolisme élevé peuvent avoir besoin de portions plus grandes pour maintenir leur poids, tandis que celles ayant un métabolisme plus bas peuvent bénéficier de portions plus modérées.

D. Niveau d'Activité Physique

Le niveau d'activité est un élément déterminant pour adapter les portions. Les personnes qui pratiquent des exercices modérés à intenses doivent augmenter leurs portions de glucides pour reconstituer les réserves d'énergie, et de protéines pour la récupération musculaire. En revanche, pour les individus plus sédentaires, des portions modérées en glucides et en graisses sont souvent suffisantes pour éviter une prise de poids non désirée.

9.3 Consultation avec un Professionnel de la Nutrition

Consulter un professionnel de la nutrition pour des recommandations personnalisées permet de bénéficier de conseils adaptés aux besoins spécifiques de chaque individu, en particulier pour ceux ayant des conditions médicales, des objectifs de santé spécifiques, ou un régime alimentaire particulier.

A. Personnalisation des Recommandations

Les nutritionnistes évaluent les facteurs personnels comme l'âge, le sexe, le niveau d'activité, les objectifs de santé, et les habitudes alimentaires pour offrir des recommandations personnalisées. Cette approche tient compte des besoins spécifiques de chaque individu et permet de développer des plans alimentaires équilibrés, adaptés et durables.

B. Gestion des Conditions Médicales

Pour les personnes atteintes de maladies chroniques telles que le diabète, les maladies cardiaques, les allergies alimentaires ou les troubles digestifs, les conseils d'un professionnel de la nutrition sont indispensables. Le nutritionniste peut ajuster les portions, recommander des alternatives alimentaires et élaborer des plans pour gérer la condition médicale et améliorer la qualité de vie.

C. Éducation et Sensibilisation

Travailler avec un nutritionniste offre aussi une opportunité d'apprentissage. En effet, les professionnels de la nutrition sensibilisent leurs patients aux principes de base de la nutrition : comment équilibrer les repas, lire les étiquettes nutritionnelles, adapter les portions, et gérer leur alimentation en fonction de leurs besoins. Cette éducation est essentielle pour établir des habitudes alimentaires saines et durables.

D. Soutien Continu et Suivi

Les nutritionnistes offrent un soutien continu et effectuent des ajustements réguliers si nécessaire. Ils apportent des conseils pratiques, aident à surmonter les obstacles alimentaires et fournissent un soutien moral pour encourager la persévérance. Cette assistance professionnelle facilite le maintien des objectifs de santé à long terme.

E. Prévention des Carences Nutritionnelles

Pour éviter les carences nutritionnelles, un nutritionniste peut aider à identifier les lacunes alimentaires, proposer des ajustements ou des suppléments adaptés. Cette démarche est particulièrement utile pour les personnes ayant des régimes restrictifs ou des besoins accrus, comme les femmes enceintes, les enfants en pleine croissance ou les personnes âgées.

Adapter les portions aux besoins spécifiques de chaque individu est une approche essentielle pour une santé optimale. En ajustant les portions, en fonction des besoins énergétiques, de la santé et des niveaux d'activité, chaque personne peut maintenir un équilibre nutritionnel personnalisé.

Chapitre 10

Éviter les Pièges Courants liés aux Portions

Maintenir un équilibre dans les portions alimentaires est essentiel pour une alimentation saine. Toutefois, cela peut s'avérer difficile dans certains contextes, comme les buffets à volonté ou les repas de restaurants où les portions sont souvent généreuses. En effet, la tentation de la surconsommation est forte lorsque les aliments sont disponibles en abondance et sans limite. Ce chapitre explore en profondeur les pièges courants associés aux portions excessives et propose des stratégies concrètes pour les éviter.

10.1 L'Importance de la Modération

La Taille des Portions et les Pièges de l'Alimentation Moderne

Dans notre société moderne, les portions alimentaires servies dans les restaurants, les buffets et même les plats préparés au supermarché ont augmenté au fil des décennies. Cette tendance à la surconsommation est influencée par la publicité et le marketing, mais aussi par la perception culturelle qui associe la générosité des portions à une meilleure satisfaction. Pourtant, il est essentiel de rappeler que la qualité de l'alimentation et la modération jouent un rôle plus important pour le bien-être et la santé à long terme que la quantité.

Les Risques de la Surconsommation

La surconsommation peut mener à des conséquences néfastes sur la santé, notamment la prise de poids, les troubles digestifs, et un risque accru de développer des maladies chroniques comme le diabète, l'hypertension, et les maladies cardiaques. Dans les buffets ou restaurants où les portions sont à volonté, il est facile de dépasser ses besoins énergétiques quotidiens sans s'en rendre compte. Il est donc crucial de développer des stratégies pour contrôler ses portions dans ces contextes et adopter une approche consciente face à la nourriture.

10.2 Stratégies pour Éviter les Pièges des Buffets et Restaurants

Planifiez à l'Avance

Planifier à l'avance permet de garder le contrôle et de faire des choix plus sains lorsque l'on se trouve face à une multitude d'options. Voici quelques techniques pour planifier intelligemment :

Prenez connaissance des options disponibles : Si vous savez à l'avance que vous irez dans un buffet ou un restaurant, renseignez-vous sur le menu et les plats proposés. En ayant une idée claire des options, vous pourrez plus facilement choisir des plats équilibrés et éviter ceux qui sont plus riches en calories.

Fixez des limites personnelles : Avant de commencer votre repas, déterminez la quantité de nourriture que vous allez consommer. Par exemple, vous pouvez décider de limiter le nombre d'allers-retours au buffet ou de prendre une seule assiette équilibrée. Cette stratégie peut vous aider à rester conscient de vos portions et à éviter la tentation de prendre des quantités excessives.

Commencez par une Assiette de Légumes

Les légumes sont faibles en calories, riches en fibres, et offrent une grande variété de vitamines et de minéraux essentiels. Ils constituent une base idéale pour commencer un repas sans risque de surconsommation :

Priorité aux légumes frais et colorés : Remplissez la moitié de votre assiette de légumes frais, crus ou cuits à la vapeur. Les légumes colorés sont particulièrement bénéfiques, car ils apportent des nutriments variés.

En mangeant d'abord les légumes, vous augmenterez la sensation de satiété grâce aux fibres.

Ajoutez des protéines maigres : Après avoir rempli une moitié de votre assiette de légumes, ajoutez des portions modérées de protéines maigres, comme le poulet grillé, le poisson ou les légumineuses. Ces aliments contribuent à la sensation de satiété sans apporter de graisses inutiles.

Évitez les Aliments Frits et les Sauces Riches

Les aliments frits et les sauces crémeuses peuvent rapidement ajouter des calories inutiles à votre repas. Dans un buffet, ces options sont souvent très tentantes, mais il est possible de les éviter sans se priver de saveurs.

Choisissez des préparations simples : Privilégiez les aliments cuits de manière simple, comme les plats grillés, cuits à la vapeur ou rôtis. Les aliments cuisinés de cette manière conservent davantage leurs valeurs nutritionnelles et contiennent généralement moins de calories que les aliments frits ou en sauce.

Limitez les sauces riches : Les sauces et les vinaigrettes crémeuses ajoutent non seulement des calories, mais aussi souvent du sodium et des graisses saturées. Demandez à ce que les sauces soient servies à part pour en contrôler la quantité et n'en prendre que de petites portions.

Utilisez des Assiettes Plus Petites

Une astuce psychologique qui aide au contrôle des portions consiste à utiliser des assiettes de taille réduite. En effet, de nombreuses études ont démontré que la taille des assiettes influence la quantité de nourriture consommée.

Contrôle des portions : Utiliser une assiette plus petite permet de limiter la quantité de nourriture que vous pouvez prendre en un seul passage. Cela vous oblige également à réfléchir à chaque fois que vous envisagez de reprendre une assiette, ce qui favorise une approche plus consciente de la consommation.

Composition équilibrée : Remplissez l'assiette en respectant un équilibre nutritionnel, en utilisant la règle du « demi-légumes, quart protéines, quart féculents ». Cette répartition vous permet de consommer une variété d'aliments dans des portions modérées et équilibrées.

Mangez Lentement et Savourez Chaque Bouchée

Prendre son temps pour manger est essentiel pour éviter de consommer plus que nécessaire. En effet, il faut environ 20 minutes pour que le cerveau reçoive le signal de satiété de l'estomac.

Prenez votre temps : En mangeant lentement, vous donnez à votre corps le temps de ressentir la satiété. Cette approche vous permet de savourer chaque bouchée et de prendre conscience des saveurs, ce qui améliore l'expérience culinaire tout en réduisant le risque de surconsommation.

Savourer les saveurs : La sensation de satisfaction ne vient pas seulement de la quantité de nourriture, mais aussi du plaisir de savourer. Concentrez-vous sur le goût et la texture des aliments, ce qui peut diminuer la tentation de reprendre une nouvelle assiette.

10.3 Gérer les Tentations Visuelles et les Environnements de Buffet

Les buffets présentent souvent des tentations visuelles qui encouragent la surconsommation. Adopter quelques techniques peut aider à rester concentré sur ses objectifs et éviter de trop manger.

Éloignez-vous des Plats Tentants

Si possible, choisissez une place éloignée des buffets ou des zones où les aliments sont disposés en abondance.

Tournez le dos au buffet : En vous asseyant dos au buffet, vous réduisez la stimulation visuelle des aliments. Cela aide à minimiser les tentations et à rester focalisé sur la quantité de nourriture déjà consommée.

Choix réfléchi : Avant de remplir votre assiette, faites un tour rapide pour observer toutes les options disponibles. Vous pourrez ainsi identifier les plats les plus sains et éviter de prendre impulsivement des aliments riches en calories.

Hydratez-vous Correctement

Boire de l'eau avant et pendant le repas aide à remplir l'estomac et peut réduire la sensation de faim.

Buvez de l'eau avant de manger : Un verre d'eau avant le repas peut donner une sensation de satiété et limiter l'envie de consommer des portions excessives. De plus, rester hydraté aide à améliorer la digestion et le métabolisme.

Évitez les boissons sucrées : Les boissons sucrées et alcoolisées ajoutent des calories sans apporter de nutriments essentiels. Préférez l'eau ou les boissons faibles en calories pour accompagner votre repas.

10.4 Restez Conscient des Portions de Desserts

Les desserts sont souvent la tentation finale d'un buffet ou d'un repas au restaurant. Il est possible d'en profiter tout en contrôlant la taille des portions.

Optez pour des Petites Portions

Si vous souhaitez terminer votre repas avec un dessert, choisissez une portion réduite pour satisfaire votre envie sans en abuser.

Partagez avec quelqu'un : Si possible, partagez le dessert avec un ami ou un membre de la famille. Cela permet de goûter le dessert tout en consommant une quantité raisonnable.

Choisissez des options plus saines : Recherchez des desserts à base de fruits ou ceux qui sont moins sucrés pour une fin de repas plus légère et plus nutritive.

En conclusion, il est possible de profiter des buffets et des restaurants sans compromettre ses objectifs de santé en suivant quelques stratégies simples mais efficaces. En planifiant, en choisissant des portions équilibrées, en mangeant lentement, et en restant conscient des tentations visuelles et des desserts, on peut maintenir un équilibre alimentaire et éviter la surconsommation.

Chapitre 11

Écouter Votre Corps

Une des clés pour adopter une alimentation saine et durable est de réapprendre à écouter son corps. Dans notre société moderne, il est facile de se laisser distraire par les signaux extérieurs et les stimuli émotionnels, qui peuvent interférer avec les signaux internes de faim et de satiété. Ce chapitre explore comment reconnecter avec ces signaux naturels pour maintenir un équilibre alimentaire sain, éviter la surconsommation et développer une relation positive avec la nourriture.

11.1 Reconnaître les Signaux de Faim et de Satiété

Les Signaux de la Faim Physiologique

La faim physiologique est la réponse naturelle de votre corps pour signaler un besoin d'énergie et de nutriments. La reconnaitre est fondamental pour différencier la faim réelle des envies de manger déclenchées par des facteurs émotionnels ou externes.

- La Progression de la Faim Physiologique : La vraie faim se développe lentement et progressivement. Elle commence souvent par une légère sensation de vide dans l'estomac, une baisse d'énergie ou même des gargouillements, des maux de tête ou une baisse de la concentration.

- Les Symptômes Physiques : La faim physique est accompagnée de symptômes physiques qui peuvent inclure une sensation de faiblesse, des maux de tête, une baisse d'énergie ou une sensation de vide dans l'estomac. Ces signaux sont des rappels clairs que votre corps a besoin de carburant.

- Ouverture à des Aliments Variés : Lorsque vous ressentez une vraie faim, vous êtes généralement prêt à manger une variété d'aliments, sans préférences très spécifiques. Ce désir de manger quelque chose, peu importe ce que c'est, est un bon indicateur de faim physiologique.

Les Signaux de la Satiété

La satiété est le sentiment de satisfaction et de plénitude que l'on ressent après avoir mangé suffisamment. Apprendre à écouter ces signaux est essentiel pour éviter la suralimentation.

- Confortablement Plein : La satiété n'est pas un état de « trop-plein » ou de gêne ; c'est un sentiment de satisfaction et de confort. Vous vous sentez rassasié mais léger, prêt à retourner à vos activités sans sensation de lourdeur.

- Les Déclencheurs Mentaux et Physiques : La satiété se manifeste à la fois physiquement (absence de faim) et mentalement (sentiment de contentement par rapport au repas). Prendre le temps de manger et de savourer chaque bouchée permet de mieux détecter ces signaux.

- **Arrêter de Manger Lorsque Vous Êtes Satisfait :** Arrêter de manger lorsque vous êtes confortablement plein peut être difficile, surtout s'il reste de la nourriture dans votre assiette. Cette habitude demande de la pratique, mais elle aide à développer une relation saine avec la nourriture, basée sur la conscience des besoins réels de votre corps.

11.2 Distinguer la Faim Physiologique de la Faim Émotionnelle

Il est essentiel de pouvoir distinguer la vraie faim, qui est un besoin physique de nutriments, de la faim émotionnelle, qui découle de sentiments comme le stress, l'ennui ou l'anxiété. Voici comment faire la différence :

Comprendre la Faim Physiologique

La faim physiologique est un besoin réel et physique qui se développe lentement. Elle est déclenchée par la baisse des niveaux d'énergie dans le corps et se manifeste par des signaux clairs :

- **Développement Progressif :** La faim physiologique ne survient pas subitement, mais plutôt de manière graduelle. Ce processus permet au corps d'envoyer plusieurs signaux avant que la faim ne devienne pressante.

- Symptômes Physiques : Comme mentionné précédemment, des signes physiques accompagnent souvent la faim, comme des gargouillements d'estomac, une faiblesse ou une baisse d'énergie. Ce sont des signaux clairs qui indiquent que le corps a besoin de nutriments pour reconstituer ses réserves.

- Ouverture à une Variété d'Aliments : Lorsque l'on a vraiment faim, on est souvent prêt à manger n'importe quel type de nourriture, plutôt que de préférer des aliments sucrés ou gras spécifiques.

Reconnaître la Faim Émotionnelle

La faim émotionnelle, en revanche, est souvent un moyen de gérer des émotions difficiles ou un stress. Elle peut être identifiée par plusieurs caractéristiques distinctives :

- Survenue Soudaine et Urgence : Contrairement à la faim physiologique, la faim émotionnelle surgit rapidement et de manière urgente. Elle peut être déclenchée par un événement stressant, une émotion intense, ou même l'ennui.

- Absence de Signaux Physiques : La faim émotionnelle n'est généralement pas accompagnée de symptômes physiques. Elle se manifeste uniquement par un désir de manger, souvent orienté vers des aliments spécifiques.

- Préférence pour des Aliments Réconfortants : La faim émotionnelle est souvent associée à une envie de « réconfort », et se traduit par un besoin de consommer des aliments riches en sucre ou en graisses. Ces aliments apportent un soulagement temporaire mais peuvent être suivis de sentiments de culpabilité ou de regret.

11.3 Tenir un Journal Alimentaire et Émotionnel

Un outil efficace pour comprendre ses habitudes alimentaires et identifier la faim émotionnelle est de tenir un journal où vous notez ce que vous mangez, à quel moment et ce que vous ressentez. Cela vous permet de prendre du recul et d'analyser vos comportements alimentaires :

- Noter les Repas et les Émotions : Notez chaque repas ou collation que vous prenez, l'heure et les émotions que vous ressentez avant et après avoir mangé. Cela peut inclure des sentiments comme l'ennui, la tristesse, le stress ou la joie.

- Observer les Schémas : En relisant votre journal après quelques jours ou semaines, vous pourrez identifier des schémas récurrents, comme le fait de manger par ennui en fin de journée ou de céder aux envies sucrées en période de stress.

- Identifier les Déclencheurs : En observant vos habitudes, vous pourrez repérer les déclencheurs émotionnels spécifiques qui vous poussent à manger sans faim réelle. Par exemple, certaines situations stressantes ou émotions négatives peuvent être des déclencheurs récurrents.

11.4 Pratiquer la Pleine Conscience en Mangeant

La pleine conscience, ou "mindfulness", est une technique qui consiste à être entièrement présent dans l'instant, à observer sans jugement. Appliquée à l'alimentation, la pleine conscience permet de savourer chaque bouchée et de rester à l'écoute des signaux de faim et de satiété.

Les Avantages de la Pleine Conscience en Mangeant

Pratiquer la pleine conscience en mangeant peut transformer votre relation avec la nourriture, en vous aidant à éviter les excès et à mieux apprécier vos repas.

- Savourer Chaque Bouchée : Prenez le temps de goûter et d'apprécier chaque bouchée, en vous concentrant sur les textures, les saveurs, et l'arôme des aliments. Cela permet non seulement d'apprécier davantage le repas, mais aussi de manger plus lentement.

- Questions de Pleine Conscience : Avant de manger, posez-vous des questions comme « Est-ce que j'ai vraiment faim ? » ou « Qu'est-ce que je ressens en ce moment ? » Ces questions permettent de vérifier si votre faim est réelle ou si elle est émotionnelle.

- Limiter les Distractions : Mangez dans un environnement calme, sans distractions telles que la télévision ou le téléphone. Cela aide à être davantage conscient de ce que l'on mange et à mieux écouter les signaux de satiété.

Techniques pour Manger en Pleine Conscience

Plusieurs techniques peuvent être employées pour pratiquer la pleine conscience en mangeant :

- Prendre des Bouchées Moins Importantes : Prendre des bouchées plus petites et les mâcher lentement permet de savourer davantage les aliments et de ralentir le rythme du repas.

- Faire des Pauses entre les Bouchées : Posez votre fourchette entre chaque bouchée et prenez le temps de respirer. Cette technique ralentit la consommation et laisse le temps à votre corps d'envoyer des signaux de satiété.

- Ressentir la Satiété Progressivement : Pendant le repas, faites une pause pour vérifier votre niveau de satiété. Vous pouvez utiliser une échelle de 1 à 10 pour évaluer votre sensation de faim. L'objectif est de s'arrêter de manger lorsque vous atteignez un niveau de 7 ou 8, soit un état de satisfaction confortable.

11.5 Alternatives à la Nourriture pour Gérer les Émotions

Puisque la faim émotionnelle est souvent déclenchée par des sentiments de stress ou d'ennui, il peut être utile de trouver des activités alternatives pour gérer ces émotions.

Trouvez des Activités Réconfortantes

Les activités qui procurent du bien-être peuvent servir de substitut à la nourriture en cas de faim émotionnelle.

- Faire de l'Exercice : L'activité physique est un excellent moyen de réduire le stress et de libérer des endorphines, les hormones du bonheur.

- Lire ou Écrire : Lire un livre, écouter de la musique, ou écrire dans un journal peut vous aider à exprimer vos émotions sans vous tourner vers la nourriture.

- Méditer ou Respirer Profondément : Des exercices de respiration ou de méditation aident à calmer le corps et l'esprit en période de stress.

- Parler à un Ami : Lorsque vous ressentez un besoin émotionnel, parler à un ami ou à un proche peut apporter un soutien sans avoir besoin de se tourner vers la nourriture.

En appliquant ces stratégies de conscience et d'écoute de soi, il devient plus facile de faire la différence entre la faim réelle et la faim émotionnelle, contribuant ainsi à un mode de vie plus sain et équilibré. Ces pratiques vous permettent de prendre plaisir à manger sans excès, en adoptant une approche plus respectueuse des besoins naturels de votre corps.

.

Chapitre 12

Planification de Repas Équilibrés et Contrôle des Portions

Une alimentation équilibrée est l'une des meilleures bases pour maintenir une bonne santé, gérer son poids, et assurer des niveaux d'énergie optimaux. La clé réside dans la planification de repas bien structurés, avec des portions adaptées et un bon équilibre entre protéines, glucides, et lipides. Dans ce chapitre, nous aborderons les étapes nécessaires pour organiser des repas sains, comprendre les macronutriments et leur importance, et adapter les portions en fonction des besoins individuels.

12.1 Comprendre les Macronutriments : Protéines, Glucides et Lipides

Avant de planifier vos repas, il est important de connaître les rôles fondamentaux des protéines, des glucides, et des lipides dans l'organisme, ainsi que les portions adéquates pour bénéficier de leurs effets positifs.

Les Protéines

Les protéines sont l'un des macronutriments essentiels pour le corps. Elles jouent plusieurs rôles fondamentaux, et comprendre leurs fonctions vous aidera à voir pourquoi elles sont indispensables à une alimentation équilibrée.

- Rôle des Protéines : Les protéines sont composées d'acides aminés, qui agissent comme des « briques » pour de nombreuses structures corporelles, notamment les muscles, la peau et les os. Elles participent également à la réparation des tissus, ce qui est particulièrement important pour les personnes physiquement actives ou en convalescence. Les protéines favorisent également la sensation de satiété, car elles nécessitent plus de temps pour être digérées, ce qui aide à contrôler les envies de grignotage et à maintenir des niveaux d'énergie stables.
- Sources de Protéines : Les sources de protéines sont variées et incluent les protéines animales et végétales. Les principales sources animales incluent le poulet, le poisson, la viande maigre, les œufs et les produits laitiers. Les sources végétales comprennent le tofu, les légumineuses (comme les lentilles et les pois chiches), les noix et les graines. Pour une alimentation équilibrée, il est conseillé de varier les sources de protéines afin de bénéficier de différents types d'acides aminés et nutriments.
- Portion Idéale : Une portion de protéines correspond à peu près à la taille de la paume de votre main, soit entre 100 et 150 grammes pour la plupart des

adultes. Cette quantité peut varier selon le niveau d'activité physique et les objectifs de santé.

Les Glucides

Les glucides sont souvent perçus comme un macronutriment à éviter en cas de régime, mais ils sont en réalité essentiels pour fournir l'énergie dont le corps a besoin.

- Rôle des Glucides : Les glucides constituent la source principale d'énergie pour le corps. Ils sont convertis en glucose, utilisé par les cellules pour produire de l'énergie. Les glucides se divisent en deux catégories : les glucides simples (comme le sucre) et les glucides complexes (comme les fibres et les amidons). Les glucides complexes, en particulier ceux riches en fibres, sont essentiels pour une digestion saine et offrent une énergie durable, contrairement aux glucides simples qui sont rapidement digérés.
- Sources de Glucides : Pour une alimentation équilibrée, il est conseillé de privilégier les glucides complexes, qui se trouvent dans les fruits, les légumes, les céréales complètes (comme le riz brun, le quinoa et l'avoine), les légumineuses, le pain complet et les pâtes complètes. Ces aliments contiennent également des fibres, qui aident à stabiliser la glycémie et favorisent la satiété.
- Portion Idéale : Une portion de glucides correspond généralement à une poignée (environ 1/2 tasse pour les céréales complètes cuites ou 1 tranche de pain). Cela peut être adapté en fonction de l'activité physique ; par exemple, une personne très active

peut augmenter légèrement ses portions pour répondre aux besoins énergétiques supplémentaires.

Les Lipides

Les graisses, ou lipides, sont souvent mal comprises, mais elles sont tout aussi importantes pour une alimentation saine et équilibrée.

- Rôle des Lipides : Les graisses fournissent une source d'énergie concentrée et jouent un rôle essentiel dans la production d'hormones, l'absorption des vitamines liposolubles (A, D, E, K) et la protection des organes internes. Les graisses sont également importantes pour la santé cérébrale et contribuent à la sensation de satiété. Cependant, il est crucial de choisir des graisses saines, comme les graisses insaturées.
- Sources de Lipides : Les principales sources de graisses saines comprennent l'avocat, l'huile d'olive, les noix, les graines, et le poisson gras (comme le saumon et le maquereau). Évitez les graisses saturées et trans, que l'on trouve dans les aliments transformés, car elles peuvent augmenter les risques de maladies cardiovasculaires.
- Portion Idéale : Une portion de lipides sains équivaut à environ 1 à 2 cuillères à soupe d'huile ou une petite poignée de noix.

12.2 Répartition des Macronutriments dans un Repas Équilibré

Créer un repas équilibré implique de bien répartir les macronutriments. Un bon équilibre pour une alimentation saine pourrait se composer de :

- 40 à 50 % de Glucides : Privilégiez les glucides complexes et riches en fibres, qui apportent une énergie durable et favorisent la satiété.
- 20 à 30 % de Protéines : Les protéines maigres (comme le poulet, le poisson ou le tofu) aident à la construction musculaire et à la gestion de la faim.
- 20 à 30 % de Lipides Sains : Les graisses insaturées aident à la satiété et jouent des rôles essentiels dans le fonctionnement corporel.

Ces proportions peuvent varier selon les besoins individuels. Par exemple, les personnes pratiquant une activité physique intense ou les athlètes peuvent avoir besoin d'une plus grande quantité de protéines et de glucides pour répondre à leurs besoins énergétiques et musculaires. De même, les personnes cherchant à perdre du poids peuvent réduire légèrement les glucides tout en maintenant les protéines et les graisses pour éviter les fringales.

12.3 Utiliser l'Assiette Équilibrée pour Planifier vos Repas

La méthode de l'assiette équilibrée est une façon simple et visuelle de structurer vos repas. Elle repose sur une répartition de la nourriture en fonction des types de macronutriments pour assurer un équilibre. Voici comment structurer un repas :

- La Moitié de l'Assiette : Remplissez la moitié de votre assiette avec des légumes non féculents, comme les épinards, le brocoli, les poivrons, ou les courgettes. Ces aliments sont riches en fibres, en vitamines et en minéraux, et apportent peu de calories, ce qui permet d'ajouter du volume à votre repas sans excès caloriques.
- Un Quart de l'Assiette pour les Protéines : Un quart de l'assiette doit être réservé aux protéines maigres. Cela peut inclure du poulet, du poisson, du tofu ou des légumineuses. La portion devrait correspondre à environ la taille de la paume de votre main.
- Un Quart de l'Assiette pour les Glucides Complexes : Enfin, le dernier quart de votre assiette est réservé aux glucides complexes, comme le riz complet, les pâtes complètes, le quinoa ou les patates douces. Une poignée ou environ 1/2 tasse est une portion raisonnable pour la plupart des gens.

12.4 Planifier les Repas de la Journée

La planification des repas est une étape cruciale pour maintenir une alimentation équilibrée tout au long de la journée. Voici comment structurer vos repas principaux.

Petit-Déjeuner Équilibré

Le petit-déjeuner est le premier repas de la journée et devrait inclure des protéines, des glucides, et des graisses saines pour apporter de l'énergie et prévenir les fringales.

- Protéines : Une portion de protéines comme deux œufs brouillés ou une portion de yaourt grec nature, riche en protéines, vous aidera à démarrer la journée avec une bonne base.
- Glucides : Optez pour des glucides complexes comme une tranche de pain complet ou 1/2 tasse de flocons d'avoine pour une libération d'énergie lente et stable.
- Lipides : Ajoutez quelques amandes ou une petite cuillère de beurre d'amande pour obtenir des graisses saines, qui aident à la satiété.
- Fruits ou Légumes : Intégrez une portion de fruits comme des baies ou des légumes sautés, comme des épinards, pour une dose supplémentaire de vitamines et de fibres.

Déjeuner Équilibré

Le déjeuner doit vous apporter suffisamment d'énergie pour le reste de la journée. Il doit être riche en protéines et en fibres pour maintenir la satiété.

- Protéines : Prévoyez une portion de 100-150 g de poulet grillé, de poisson ou de tofu.

- Glucides : Accompagnez avec 1/2 tasse de quinoa, de riz brun ou d'un autre glucide complexe pour fournir l'énergie nécessaire.
- Lipides : Utilisez 1 cuillère à soupe d'huile d'olive pour la cuisson ou en vinaigrette sur une salade.
- Légumes : Une grande salade de légumes frais ou une portion de légumes cuits à la vapeur vous apportera des fibres et des nutriments essentiels.

Dîner Équilibré

Le dîner peut être plus léger tout en restant équilibré. Incluez des protéines, des glucides complexes, et des légumes.

- Protéines : Privilégiez un morceau de poisson comme du saumon ou du cabillaud pour un apport en oméga-3.
- Glucides : Ajoutez 1/2 tasse de patates douces ou de lentilles pour des glucides lents.
- Lipides : Incluez une source de graisse saine, comme 1/2 avocat ou une poignée de noix.
- Légumes : Servez avec une généreuse portion de légumes, comme du brocoli et des carottes rôtis.

12.5. Tenir compte des collations

Les collations peuvent également être planifiées pour équilibrer les apports en macronutriments :

- Protéines : Un petit morceau de fromage ou un yaourt nature.

- Glucides : Une portion de fruits ou de légumes crus (carottes, concombre, pommes).

- Lipides : Une poignée de noix ou une cuillère de beurre de cacahuète.

12.6. Adapter les portions en fonction des besoins individuels

Les portions doivent être ajustées en fonction des besoins énergétiques de chaque personne :

- **Personnes actives** : Si vous avez un niveau d'activité physique élevé, vous pouvez augmenter la portion de glucides pour avoir plus d'énergie.

- **Perte de poids** : Si vous cherchez à perdre du poids, vous pourriez vouloir réduire légèrement la portion de glucides tout en maintenant les protéines et les graisses à des niveaux adéquats pour éviter les fringales.

12.7. Exemples de menus équilibrés pour une journée

Menu 1 :

- **Petit-déjeuner** : Omelette aux épinards et tomates + 1 tranche de pain complet + 1/2 avocat.

- **Déjeuner** : Salade de poulet grillé avec quinoa, légumes grillés, et vinaigrette légère à base d'huile d'olive.

- **Dîner** : Poisson au four avec patates douces rôties et une grande portion de brocolis vapeur.

- **Collation** : Yaourt nature avec des amandes et des morceaux de pomme.

Menu 2 :

- **Petit-déjeuner** : Smoothie protéiné avec yaourt grec, banane, baies et une poignée de flocons d'avoine.

- **Déjeuner** : Wrap à base de tortillas complètes avec houmous, légumes frais, et tranches de poulet grillé.

- **Dîner** : Poitrine de poulet grillée, haricots verts cuits à la vapeur, riz brun.

- **Collation** : Carottes avec guacamole ou noix.

12.8. Conseils supplémentaires pour réussir votre planification de repas

- **Variez les sources de protéines** : N'hésitez pas à inclure des légumineuses, du tofu, du poisson, et des œufs en plus de la viande pour apporter des protéines de différentes sources.

- **Choisissez des glucides riches en fibres** : Les glucides complexes, comme les céréales complètes, les légumineuses et les légumes riches en fibres, vous aideront à maintenir une sensation de satiété plus longtemps.

- **Utilisez des graisses saines** : Les graisses insaturées comme celles contenues dans l'huile d'olive, les avocats et les noix sont bénéfiques pour le cœur et aident à l'absorption de certaines vitamines.

En planifiant vos repas de manière à équilibrer les portions de protéines, de glucides et de lipides, vous assurez à votre corps tous les nutriments essentiels pour une bonne santé, tout en évitant les excès ou les carences. Cela vous aide à maintenir une alimentation saine et à atteindre vos objectifs en matière de gestion du poids ou de bien-être général.

Chapitre 13

Variété de Couleurs et de Textures dans les Repas

Incorporer une grande variété de couleurs et de textures dans les repas est l'une des méthodes les plus efficaces pour améliorer la qualité nutritionnelle et le plaisir gustatif de l'alimentation quotidienne. En diversifiant les couleurs et les textures, non seulement vous assurez une large gamme de nutriments essentiels, mais vous favorisez aussi la satiété, ce qui contribue à une meilleure gestion de l'appétit et à la prévention des excès alimentaires. Dans ce chapitre, nous explorerons en profondeur l'importance des couleurs et des textures dans les aliments, les moyens de les intégrer dans vos repas quotidiens, et les bienfaits spécifiques que cette diversité apporte à votre santé.

13.1 Comprendre l'Importance des Couleurs dans les Aliments

Les couleurs des fruits et légumes ne sont pas seulement esthétiques. En effet, elles indiquent souvent la présence de nutriments et de composés phytochimiques uniques qui jouent des rôles spécifiques dans la protection de la santé. Manger des aliments colorés signifie inclure une grande variété de vitamines, minéraux et antioxydants, tous essentiels pour le bon fonctionnement de notre organisme.

Aliments Rouges

Les aliments rouges, tels que les tomates, les poivrons rouges, les fraises, les cerises, la pastèque et les betteraves, sont riches en composés bénéfiques comme le lycopène et les anthocyanines.

- **Nutriments Clés** : Le lycopène, un puissant antioxydant, est particulièrement présent dans les tomates et les pastèques. Il est reconnu pour ses propriétés anti-inflammatoires et sa capacité à réduire les risques de maladies cardiovasculaires et de certains cancers, notamment le cancer de la prostate. Les anthocyanines, présentes dans les fruits rouges comme les fraises et les cerises, protègent également les cellules contre les dommages oxydatifs.

- **Bienfaits pour la Santé** : Les aliments rouges soutiennent la santé cardiovasculaire, réduisent les dommages cellulaires causés par le stress oxydatif, et contribuent à la prévention de certains cancers.

- **Suggestions de Repas** : Ajoutez des tranches de tomate et de betterave dans une salade, préparez une sauce tomate maison, ou incorporez des fraises fraîches dans vos smoothies ou yaourts pour bénéficier des avantages de ces nutriments.

Aliments Orange et Jaunes

Les aliments orange et jaunes, tels que les carottes, les patates douces, la citrouille, les oranges, les mangues et l'ananas, sont riches en bêta-carotène, un précurseur de la vitamine A, et en vitamine C.

- **Nutriments Clés** : Le bêta-carotène est essentiel pour la santé des yeux, car il se convertit en vitamine A dans l'organisme, protégeant ainsi la vision et réduisant le risque de dégénérescence maculaire liée à l'âge. La vitamine C, également présente dans de nombreux aliments orange et jaunes, renforce le système immunitaire et joue un rôle crucial dans la réparation des tissus et la production de collagène, une protéine qui aide à maintenir la fermeté de la peau et des os.

- **Bienfaits pour la Santé** : En consommant des aliments orange et jaunes, vous soutenez votre système immunitaire, protégez votre vue et favorisez la santé de la peau.

- **Suggestions de Repas** : Préparez un smoothie à base de mangue et d'orange pour un apport élevé en vitamine C, ajoutez des carottes râpées à vos salades, ou incorporez de la patate douce rôtie dans vos bols de grains pour un délicieux repas coloré et nourrissant.

Aliments Verts

Les aliments verts, notamment les épinards, le brocoli, le chou frisé, les avocats, les pois et les asperges, sont des sources fantastiques de chlorophylle, de lutéine, d'acide folique, de calcium et de fibres.

- **Nutriments Clés** : La chlorophylle, qui donne la couleur verte aux végétaux, possède des propriétés antioxydantes et aide à la détoxification. La lutéine, souvent présente dans les légumes verts à feuilles, est essentielle pour la santé des yeux, tandis que l'acide folique est indispensable pour la santé cellulaire et particulièrement important pendant la grossesse.

- **Bienfaits pour la Santé** : Les aliments verts contribuent à une meilleure santé osseuse, soutiennent le système digestif grâce à leur richesse en fibres, et aident à réduire les inflammations dans le corps.

- **Suggestions de Repas** : Ajoutez une portion généreuse de légumes verts dans vos repas, comme un bol de salade composée d'épinards, de brocoli et d'avocat, ou incorporez des légumes verts dans un sauté pour un plat riche en nutriments.

Aliments Bleus et Violets

Les aliments bleus et violets, y compris les myrtilles, les mûres, les aubergines, les raisins violets et le chou rouge, sont remplis d'anthocyanines, des antioxydants puissants qui aident à protéger le cerveau et le cœur.

- **Nutriments Clés** : Les anthocyanines ont des propriétés anti-inflammatoires et antioxydantes, ce qui les rend bénéfiques pour la prévention des maladies liées au vieillissement. Ces aliments sont également riches en vitamine K, qui favorise la santé des os et aide à la coagulation sanguine.

- **Bienfaits pour la Santé** : Les aliments bleus et violets peuvent améliorer la santé cérébrale, réduire le risque de maladies chroniques, et favoriser la longévité en protégeant les cellules contre le vieillissement.

- **Suggestions de Repas** : Ajoutez des myrtilles et des mûres à votre petit-déjeuner, ou préparez une salade de chou rouge avec des morceaux de raisin pour une touche de couleur et de nutriments.

Aliments Blancs et Bruns

Les aliments blancs et bruns, comme les oignons, l'ail, les champignons, les pommes de terre, les noix et les graines, sont également essentiels dans une alimentation équilibrée.

- **Nutriments Clés** : Ces aliments sont souvent riches en fibres, en potassium, et en phytonutriments spécifiques, comme l'allicine dans l'ail, qui a des propriétés antimicrobiennes et peut contribuer à abaisser la pression artérielle.

- **Bienfaits pour la Santé** : Ils favorisent la digestion grâce aux fibres, aident à réguler la pression artérielle, et soutiennent le système immunitaire.

- **Suggestions de Repas** : Incorporez de l'ail et de l'oignon dans vos plats pour ajouter du goût et des bienfaits pour la santé, ou ajoutez des champignons et des pommes de terre rôties en accompagnement de vos plats principaux pour des textures variées et une nutrition riche.

13.2 Incorporer des Textures Variées dans vos Repas

Les textures dans les repas sont souvent négligées, mais elles jouent un rôle fondamental pour le plaisir gustatif et la satiété. Une combinaison de textures engage les sens et ralentit la consommation, permettant ainsi au corps de mieux enregistrer la sensation de satiété.

Textures Croquantes

Les aliments croquants, comme les noix, les graines, et les légumes crus, sont bénéfiques pour plusieurs raisons.

- **Exemples d'Aliments** : Carottes, céleri, poivrons, pommes, concombres, amandes, graines de tournesol.

- **Avantages** : Les aliments croquants nécessitent plus de mastication, ce qui donne au cerveau le temps d'enregistrer la satiété. Ils sont également riches en fibres, favorisant la santé digestive en régulant le transit intestinal.

- **Suggestions de Repas** : Ajoutez des légumes crus dans vos salades, mangez des pommes avec une poignée de noix comme collation, ou saupoudrez des graines sur vos plats pour un ajout croquant et sain.

Textures Moelleuses ou Onctueuses

Les textures moelleuses ou onctueuses, comme les avocats, le houmous, le yaourt grec, et les purées, ajoutent un élément réconfortant et sont souvent faciles à digérer.

- **Exemples d'Aliments** : Avocats, yaourt grec, houmous, smoothies, purée de pommes de terre, ricotta.

- **Avantages** : Ces aliments sont riches en nutriments comme les acides gras sains et les protéines, et leur texture agréable en bouche peut apporter une sensation de confort.

- **Suggestions de Repas** : Servez un smoothie comme petit-déjeuner nutritif, étalez de l'avocat écrasé sur du pain complet, ou ajoutez du yaourt grec dans vos bols de fruits pour une texture crémeuse.

Textures Fermes ou Consistantes

Les textures fermes ou consistantes, comme le poulet grillé, le tofu, et les œufs durs, apportent une sensation de satiété durable.

- **Exemples d'Aliments** : Poulet, tofu, œufs durs, légumineuses, pain complet.

- **Avantages** : Ces aliments sont souvent des sources de protéines de haute qualité, qui aident à maintenir un niveau d'énergie stable et favorisent la satiété sur le long terme.

- **Suggestions de Repas** : Incluez du tofu sauté dans vos bols de légumes, ou ajoutez des œufs durs dans une salade pour un repas équilibré.

Textures Liquides ou Crémeuses

Les aliments liquides et crémeux, comme les soupes, les bouillons, et les sauces, sont parfaits pour ajouter de l'humidité et des nutriments à vos repas.

- **Exemples d'Aliments** : Soupe, bouillon, lait, smoothies, sauces à base de légumes.

- **Avantages** : Les aliments liquides sont souvent légers et hydratants. Ils peuvent être consommés comme une base pour incorporer une variété de légumes et de nutriments.

- **Suggestions de Repas** : Préparez une soupe de légumes mixés, ajoutez une sauce légère sur vos légumes rôtis, ou buvez un smoothie aux fruits pour un apport de vitamines.

13.3 Comment Incorporer une Variété de Couleurs et de Textures dans Vos Repas

Incorporer une diversité de couleurs et de textures dans chaque repas quotidien est une excellente habitude pour optimiser l'apport nutritionnel tout en rendant les repas plus agréables. Voici des idées pratiques pour enrichir vos assiettes.

A. Salades colorées et croquantes

Les salades sont une excellente base pour incorporer une variété de couleurs et de textures :

- **Ajoutez des légumes colorés** : Combinez des légumes comme les épinards (verts), les tomates (rouges), les poivrons (jaunes), et les carottes râpées (oranges).

- **Incorporez des protéines** : Ajoutez du poulet grillé, des œufs durs ou du tofu pour une texture ferme.

- **Ajoutez du croquant** : Saupoudrez des graines de tournesol, des noix ou des pois chiches grillés pour une texture croquante.

B. Bols de grains variés

Les bols de grains permettent de combiner une variété d'aliments riches en couleurs et en textures :

- **Base de grains complets** : Utilisez du quinoa, du riz brun ou de l'orge.

- **Ajoutez des légumes cuits et crus** : Combinez du brocoli cuit à la vapeur, des patates douces rôties, et des concombres crus.

- **Ajoutez des protéines et des graisses saines** : Incluez du saumon grillé (ferme) ou des pois chiches (crémeux) et de l'avocat pour de bonnes graisses.

- **Sauces pour ajouter de la texture** : Utilisez une vinaigrette légère à base d'huile d'olive ou du houmous pour une touche crémeuse.

C. Soupes et ragoûts

Les soupes et ragoûts sont parfaits pour ajouter des textures variées et un mélange d'aliments colorés :

- **Utilisez plusieurs légumes** : Ajoutez des carottes, des tomates, des courgettes, des épinards et des pois pour une gamme de couleurs.

- **Ajoutez des protéines** : Utilisez du poulet, des lentilles ou des haricots.

- **Jouez avec les textures** : Une base de soupe lisse, comme une purée de courge, peut être associée à des garnitures croquantes, comme des graines de citrouille grillées.

13.4 Exemples de repas colorés et texturés pour chaque moment de la journée

Petit-déjeuner

- **Smoothie bowl** : Mélangez des épinards (verts), des baies (rouges et bleues), et du lait d'amande pour un smoothie, puis ajoutez des noix croquantes, des graines de chia et des morceaux de banane.

- **Omelette colorée** : Préparez une omelette avec des poivrons rouges, des épinards, des tomates et un peu d'avocat pour une texture crémeuse.

Déjeuner

- **Wrap aux légumes grillés** : Utilisez une tortilla complète et remplissez-la de courgettes grillées, de poivrons, de carottes râpées, de houmous (crémeux) et de poulet (ferme) pour une combinaison de textures.

- **Salade de quinoa** : Mélangez du quinoa cuit (ferme), des concombres (croquants), des pois chiches (crémeux), des tomates cerises (juteuses) et un filet de vinaigrette à l'huile d'olive.

Dîner

- **Saumon grillé avec légumes rôtis** : Associez du saumon (ferme) avec des patates douces rôties (tendres), des brocolis (croquants) et des tomates cerises rôties.

- **Stir-fry de tofu et légumes** : Faites sauter du tofu avec des carottes, du brocoli, des champignons et des poivrons, et servez sur du riz brun pour une combinaison de textures.

Collations

- **Yaourt avec fruits et graines** : Mélangez du yaourt grec (onctueux) avec des baies fraîches (juteuses) et des graines de tournesol (croquantes).

- **Tranches de pomme avec beurre d'amande** : Associez la douceur et le croquant des pommes avec la texture crémeuse du beurre d'amande.

13.5 Pourquoi la diversité des couleurs et des textures est-elle importante pour la santé ?

Incorporer une variété de couleurs et de textures dans vos repas vous permet de maximiser l'apport en nutriments essentiels tout en rendant chaque repas plus agréable et satisfaisant. Les couleurs dans les aliments signalent souvent la présence de différents phytonutriments et vitamines, ce qui aide à protéger contre une gamme de maladies chroniques et à soutenir la santé globale. En intégrant une variété de textures, vous pouvez également améliorer la satiété et l'expérience gustative, ce qui contribue à une meilleure gestion de l'appétit et à une alimentation équilibrée

Chapitre 14

Gérer les Tentations et les Envies :

Gérer les tentations alimentaires et les envies est une étape cruciale dans tout processus de gestion du poids ou d'adoption d'un mode de vie plus sain. Voici des stratégies efficaces, basées sur la distraction, la substitution d'aliments, et une approche plus consciente des choix alimentaires.

14.1 Comprendre les tentations et les envies alimentaires

Avant d'aborder les stratégies, il est important de comprendre d'où viennent les envies alimentaires. Elles sont souvent déclenchées par :

- **Les émotions** : L'ennui, le stress, l'anxiété, ou même la joie peuvent pousser à manger sans faim réelle.

- **Les habitudes** : Manger à certaines heures ou dans certaines situations (devant la télévision, lors de réunions sociales) devient un automatisme.

- **L'environnement** : Être entouré d'aliments tentants à la maison, au bureau, ou lors de sorties sociales peut stimuler les envies.

- **Les signaux corporels** : Parfois, l'envie de manger peut résulter de la faim réelle, mais elle est souvent confondue avec l'ennui ou la déshydratation.

14.2 Stratégie de distraction

La distraction est un moyen puissant pour détourner l'attention de la tentation ou de l'envie passagère. Voici quelques idées pour appliquer cette méthode :

A. Activités physiques légères

- **Marche rapide** : Si une envie soudaine apparaît, une promenade de 10 à 15 minutes peut aider à changer d'air et à apaiser cette envie. L'activité physique stimule la production d'endorphines, ce qui réduit les sensations de stress et d'anxiété, souvent responsables des envies.

- **Étirements ou yoga** : Des exercices de respiration et des étirements peuvent aussi aider à recentrer votre esprit, en particulier si l'envie est due à un stress émotionnel.

B. Engagement mental

- **Lire ou écouter de la musique** : Vous plonger dans un livre captivant ou écouter de la musique que vous aimez peut vous détourner de l'envie de grignoter.

- **Jouer à un jeu mental** : Les jeux d'esprit comme les puzzles, les jeux vidéo ou même les mots croisés peuvent occuper votre esprit et diminuer les pensées obsédantes liées à la nourriture.

C. Créer une activité manuelle

- **Faites quelque chose avec vos mains** : Coudre, tricoter, dessiner, ou bricoler sont des activités manuelles qui détournent efficacement votre attention de l'envie de manger.

- **Nettoyage ou rangement** : Occuper vos mains et votre esprit avec une tâche productive comme ranger un placard ou nettoyer peut vous distraire efficacement.

14.3 Stratégie de substitution alimentaire

Une autre approche consiste à remplacer les aliments tentants par des options plus saines qui comblent le besoin de grignoter sans compromettre la nutrition.

A. Substituer les envies sucrées

- **Fruits frais** : Si vous avez envie de sucré, remplacez les bonbons ou desserts par des fruits riches en fibres et en vitamines, comme les pommes, les baies, ou les oranges.

- **Smoothies maison** : Préparez un smoothie avec des fruits frais, des légumes verts, et un peu de lait ou d'eau. Cela peut satisfaire une envie de sucré tout en apportant des nutriments.

- **Compotes non sucrées** : La compote de pommes sans sucre ajouté ou d'autres fruits cuits peut être une bonne alternative aux desserts sucrés.

B. Substituer les envies salées

- **Légumes croquants** : Si vous avez envie de chips ou d'autres snacks salés, optez pour des bâtonnets de carottes, de concombres, ou des morceaux de poivrons avec une trempette de houmous.

- **Popcorn non salé** : Préparez du popcorn nature ou avec un peu d'huile d'olive. Il est riche en fibres et bien moins calorique que les chips.

- **Amandes ou noix non salées** : Une petite poignée de noix peut satisfaire l'envie de croquant et de salé tout en apportant des graisses saines et des protéines.

C. Substituer les envies de gras

- **Avocat** : Si vous avez envie de quelque chose de crémeux, l'avocat est une excellente source de graisses saines. Vous pouvez l'ajouter à des salades ou le manger sur une tartine complète.

- **Yaourt grec nature** : Pour une option crémeuse, optez pour du yaourt grec nature, auquel vous pouvez ajouter des fruits frais ou un peu de miel.

- **Houmous** : Ce mélange de pois chiches et de tahini est riche en graisses saines et en fibres, parfait pour tremper des légumes ou accompagner des crackers complets.

14.4 Stratégie de pleine conscience

La pleine conscience permet de mieux comprendre pourquoi vous ressentez des envies alimentaires et comment les gérer de manière plus rationnelle.

A. Prendre un moment pour évaluer la faim

Avant de céder à une envie, faites une pause de quelques minutes pour évaluer si vous avez vraiment faim ou si vous répondez à une émotion. Demandez-vous si :

- Vous avez mangé récemment et si vous êtes probablement déjà rassasié.

- L'envie est liée à l'ennui, au stress ou à une autre émotion.

B. Manger lentement et savourer chaque bouchée

Si vous décidez de manger, faites-le lentement. Prenez le temps de savourer chaque bouchée et d'être pleinement conscient de l'acte de manger. Cela permet à votre cerveau de mieux reconnaître la satiété et vous aide à éviter les excès.

C. Utiliser des portions contrôlées

Si vous décidez de céder à une envie, servez-vous une petite portion sur une assiette plutôt que de manger directement à partir d'un grand paquet. Cela permet de limiter la quantité consommée et de mieux contrôler vos portions.

14.5 Stratégies pour gérer les tentations alimentaires dans l'environnement

Votre environnement joue un rôle important dans la gestion des envies alimentaires. Voici quelques conseils pour minimiser les tentations au quotidien :

A. Ne gardez pas d'aliments tentants à portée de main

Si vous avez tendance à grignoter des aliments riches en calories comme les chips, les bonbons, ou les pâtisseries, essayez de ne pas les garder dans votre placard ou votre réfrigérateur. Remplissez plutôt votre cuisine d'options saines et nutritives, comme des fruits frais, des noix, ou des légumes.

B. Évitez les allées des supermarchés dédiées aux aliments tentants

Lorsque vous faites vos courses, essayez de limiter le temps que vous passez dans les sections où sont exposés les produits hautement transformés. Concentrez-vous sur les allées des fruits, légumes, et produits frais.

C. Planifiez vos repas et collations

Avoir un plan alimentaire et des collations saines déjà préparées vous aide à éviter de céder aux tentations lorsque la faim frappe. Par exemple, préparez des portions de fruits coupés, des noix ou des bâtonnets de légumes à l'avance pour les avoir à disposition.

14.6 Stratégies pour gérer les tentations lors des sorties sociales

Les repas entre amis, les fêtes, ou les événements sociaux peuvent être des moments où les tentations alimentaires sont particulièrement fortes. Voici des stratégies pour y faire face :

A. Mangez avant de sortir

Si vous savez que vous allez être exposé à des tentations alimentaires, mangez un repas ou une collation saine avant de sortir. Cela vous empêchera d'avoir trop faim et de consommer plus que nécessaire.

B. Choisissez des options plus saines

Lors d'un buffet ou dans un restaurant, privilégiez les options les plus saines, comme les légumes grillés, les salades, ou les viandes maigres. Essayez de ne pas vous servir plusieurs fois et limitez les aliments frits ou les desserts riches.

C. Partagez les plats

Si vous mangez au restaurant, envisagez de partager un plat avec un ami pour éviter de manger de grandes portions. Vous pouvez également commander des entrées ou des salades pour équilibrer votre repas.

Gérer les tentations alimentaires et les envies demande de la stratégie, mais il est possible d'adopter des méthodes efficaces pour rester sur la bonne voie. Que ce soit en se distrayant, en substituant des aliments moins sains par des options plus nutritives, ou en pratiquant la pleine conscience, ces approches peuvent vous aider à maintenir un mode de vie sain sans céder à des excès alimentaires. En ajustant votre environnement et en adoptant des habitudes alimentaires plus réfléchies, vous pouvez atteindre vos objectifs de santé tout en profitant de vos repas.

Chapitre 15

Savourer occasionnellement des aliments plaisir en portions contrôlées sans culpabilité.

Il est tout à fait possible de savourer des **aliments plaisir** de temps en temps dans le cadre d'une alimentation saine, sans ressentir de culpabilité. En fait, accorder une place aux plaisirs alimentaires peut aider à maintenir une relation équilibrée avec la nourriture et à éviter les sentiments de privation, qui peuvent souvent entraîner des excès alimentaires à long terme. Voici comment intégrer les aliments plaisir dans un processus de gestion du poids ou d'amélioration de l'alimentation, tout en restant serein.

15.1 Comprendre l'importance d'un équilibre dans l'alimentation

Une alimentation équilibrée ne se résume pas à la stricte élimination des aliments que l'on aime. Les aliments plaisir, qu'ils soient sucrés, salés ou riches en matières grasses, ont leur place dans une approche durable de la nutrition, tant qu'ils sont consommés avec modération.

A. Éviter la restriction excessive

La restriction totale de certains aliments peut mener à une obsession ou à une envie accrue de ces mêmes aliments. Quand une personne s'interdit complètement un aliment, elle risque de créer une relation négative avec la nourriture, ce qui peut entraîner des excès lorsque cet aliment est finalement consommé. L'objectif est de maintenir un équilibre en incluant occasionnellement des aliments plaisir dans des portions raisonnables.

B. Mettre l'accent sur la diversité et la qualité

L'alimentation doit être vue comme un tout. Si une personne consomme généralement des aliments riches en nutriments (fruits, légumes, protéines maigres, grains entiers), elle peut parfaitement inclure des plaisirs alimentaires sans compromettre sa santé globale.

15.2 Définir ce que signifie une portion contrôlée

Une des clés pour savourer des aliments plaisir sans excès est de maîtriser les **portions**. Souvent, ce ne sont pas les aliments plaisir eux-mêmes qui posent problème, mais la quantité consommée. Voici quelques stratégies pour aider à garder les portions sous contrôle :

A. Se servir une petite portion avant de manger

Au lieu de manger directement à partir d'un grand paquet de chips, de biscuits ou de glace, servez-vous une petite quantité dans un bol ou une assiette. Cela permet de limiter la tentation de manger plus que prévu. Vous pouvez aussi utiliser de petites assiettes ou tasses pour que la portion ait l'air plus généreuse visuellement.

B. Prendre le temps de savourer chaque bouchée

Manger lentement et de manière consciente peut aider à mieux apprécier les saveurs et à se sentir satisfait avec une plus petite quantité. Dégustez l'aliment plaisir comme un moment spécial, plutôt que de le consommer rapidement ou distraitement. Cela permet aussi au cerveau de recevoir les signaux de satiété, réduisant ainsi le risque de manger en excès.

C. Fixer une fréquence réaliste

Il est important de déterminer à quelle fréquence vous souhaitez consommer ces aliments plaisir. Par exemple, vous pouvez décider de manger un dessert sucré une ou deux fois par semaine, ou de réserver les snacks salés pour les occasions spéciales. En planifiant ces moments, vous évitez la consommation impulsive et favorisez un rapport plus conscient avec ces plaisirs.

15.3 Se débarrasser de la culpabilité associée aux aliments plaisir

La **culpabilité** après avoir mangé un aliment plaisir est contre-productive. Voici quelques façons de surmonter ce sentiment et de favoriser une relation plus saine avec la nourriture :

A. Adopter une mentalité flexible

Manger des aliments plaisir de temps en temps ne vous détourne pas de vos objectifs à long terme. Adoptez une mentalité flexible et réaliste : ce que vous mangez occasionnellement n'a pas un impact majeur si vos habitudes alimentaires sont globalement équilibrées. La **modération** est la clé, pas la perfection.

B. Ne pas utiliser les aliments plaisir comme récompense ou punition

Évitez de considérer la consommation d'aliments plaisir comme une récompense pour avoir "bien mangé" ou "fait de l'exercice", ou comme une punition lorsque vous vous sentez mal. Cela peut créer une relation malsaine avec la nourriture. Les plaisirs alimentaires devraient être appréciés pour eux-mêmes, dans le cadre d'une alimentation équilibrée.

C. Rester dans le moment présent

Lorsque vous mangez un aliment plaisir, concentrez-vous sur le moment présent et appréciez pleinement cette expérience. Ne vous laissez pas envahir par des pensées négatives sur les calories ou les conséquences potentielles. Profitez du goût, de la texture et de l'expérience sensorielle, et une fois le repas terminé, passez à autre chose.

15.4 Pratiquer la pleine conscience autour des aliments plaisir

La **pleine conscience** (ou mindfulness) est une technique très utile pour savourer les aliments plaisir sans excès. Voici comment l'appliquer dans ce contexte :

A. Posez-vous des questions avant de manger

Avant de consommer un aliment plaisir, prenez un moment pour évaluer votre faim et votre envie. Demandez-vous :

- Ai-je vraiment faim ou suis-je tenté par ennui ou émotion ?

- Vais-je apprécier cet aliment maintenant, ou est-ce une envie passagère ?

En posant ces questions, vous pouvez mieux comprendre la raison derrière votre envie et faire un choix plus réfléchi.

B. S'accorder une pause avant de se resservir

Si vous avez encore envie de manger après avoir terminé une portion d'un aliment plaisir, accordez-vous quelques minutes de pause avant de vous resservir. Pendant cette pause, buvez de l'eau ou occupez-vous avec une autre activité. Cela vous permet de vérifier si vous avez encore vraiment faim ou si vous êtes simplement tenté par l'envie de continuer à manger.

15.5 Trouver des alternatives plus saines pour les envies fréquentes

Si vous avez souvent envie d'aliments plaisir comme des sucreries ou des snacks riches en matières grasses, essayez d'explorer des **alternatives plus saines** qui peuvent satisfaire vos envies sans compromettre vos objectifs de santé.

A. Alternatives aux sucreries

- **Fruits frais** : Les fruits comme les fraises, les pommes ou les mangues sont naturellement sucrés et peuvent satisfaire votre envie de sucré tout en apportant des fibres, des vitamines et des antioxydants.

- **Chocolat noir** : Si vous aimez le chocolat, optez pour du chocolat noir (70 % de cacao ou plus), qui contient moins de sucre et est riche en antioxydants.

- **Yaourt avec du miel** : Au lieu de consommer des desserts sucrés, vous pouvez opter pour du yaourt nature avec un peu de miel ou de sirop d'érable. Cela vous offre une option crémeuse avec un peu de douceur sans être trop sucré.

B. Alternatives aux snacks salés

- **Popcorn nature** : Si vous avez envie de quelque chose de croquant et salé, le popcorn non salé ou légèrement assaisonné est une excellente alternative aux chips.

- **Légumes croquants avec trempette** : Les bâtonnets de carottes, concombres ou poivrons avec une trempette maison à base de yaourt grec ou de houmous peuvent satisfaire votre envie de salé sans les calories et les matières grasses en excès.

- **Noix** : Une petite poignée d'amandes, de noix de cajou ou de pistaches non salées peut également offrir une collation satisfaisante et saine.

15.6 Planifier les moments pour savourer des aliments plaisir

Plutôt que de céder aux envies de manière impulsive, essayez de planifier des moments où vous allez savourer un aliment plaisir. Cela vous permet de contrôler la portion et d'apprécier ce moment-là sans culpabilité. Par exemple :

- Choisissez un dessert pour une soirée en famille ou avec des amis, plutôt que de manger des sucreries au hasard dans la journée.

- Si vous savez que vous allez manger à l'extérieur ou à un événement, réservez vos aliments plaisir pour cette occasion spéciale et profitez pleinement du repas.

15.7 Apprendre à se satisfaire avec moins

Il est tout à fait possible de savourer des aliments plaisir en petites quantités et de se sentir pleinement satisfait. Voici quelques astuces pour y parvenir :

A. Utiliser de petites assiettes ou bols

Les petites assiettes ou les bols peuvent donner l'illusion d'une plus grande portion. En vous servant une petite quantité dans une assiette plus petite, vous pouvez tromper visuellement votre esprit et vous sentir plus satisfait.

B. Manger lentement et sans distraction

Manger sans distraction (télévision, téléphone, etc.) permet de prêter une attention totale aux aliments que vous consommez. Plus vous prenez le temps de savourer chaque bouchée, plus vous vous sentirez satisfait, même avec une petite portion.

Savourer occasionnellement des aliments plaisir en **portions contrôlées** est non seulement possible, mais aussi bénéfique pour maintenir une relation saine avec la nourriture. Il est essentiel de comprendre que la **modération**, et non la privation, est la clé d'une alimentation durable et équilibrée. En adoptant des stratégies pour mieux gérer les portions, en pratiquant la pleine conscience, et en choisissant des alternatives saines lorsque cela est possible, vous pouvez savourer pleinement vos aliments préférés sans culpabilité ni excès. Le but est de créer un équilibre qui favorise le bien-être physique et émotionnel, tout en vous permettant de profiter de tous les aspects de la nourriture, y compris les plaisirs occasionnels.

Chapitre 16

Modération Plutôt que Privation :

L'idée d'une **approche équilibrée** basée sur la modération plutôt que sur la privation totale est essentielle pour maintenir un mode de vie sain et durable. Cette approche consiste à permettre une certaine **flexibilité** dans les choix alimentaires, sans éliminer complètement certains aliments, mais en apprenant à les consommer avec mesure. Voici comment cela fonctionne et pourquoi c'est si important.

16.1 L'équilibre, une clé pour une alimentation saine

Une alimentation équilibrée vise à **satisfaire les besoins nutritionnels** de l'organisme tout en incluant une variété d'aliments qui fournissent les macronutriments essentiels (protéines, glucides et lipides) ainsi que les micronutriments (vitamines, minéraux, antioxydants). Il ne s'agit pas d'éviter catégoriquement certains aliments, mais de trouver un juste milieu qui permet à la fois de maintenir la **santé physique** et de **profiter des plaisirs alimentaires**.

A. Ce que signifie la modération

La modération consiste à **consommer des aliments en quantités raisonnables** et à veiller à ce que les apports en calories, en nutriments et en énergie soient adaptés aux besoins du corps. Cela implique de ne pas consommer en excès des aliments riches en sucres, en graisses saturées ou en sel, mais aussi de ne pas s'interdire totalement ces aliments, qui peuvent avoir leur place dans une alimentation variée.

B. L'inconvénient de la privation totale

Se priver totalement de certains aliments, comme les sucreries ou les aliments riches en graisses, peut souvent entraîner des **envies accrues**. Lorsqu'une personne s'impose des restrictions sévères, elle est plus susceptible de développer un rapport obsessionnel avec ces aliments, ce qui peut mener à des comportements alimentaires compulsifs ou à des **excès**. À long terme, cette privation peut provoquer de la frustration et entraîner l'abandon des efforts pour maintenir une alimentation saine.

16.2 Pourquoi la modération est-elle plus durable que la privation ?

Les régimes basés sur la privation totale ne sont souvent pas durables sur le long terme. Ils peuvent engendrer des frustrations, un manque de plaisir à manger, et une forte probabilité de rechutes dans des habitudes alimentaires moins saines.

A. Une relation saine avec la nourriture

La modération permet de conserver une **relation positive avec la nourriture**. Elle favorise un rapport plus serein, où les aliments ne sont ni diabolisés ni glorifiés. Vous apprenez à écouter votre corps et à répondre à ses besoins sans céder à l'envie de tout ou rien.

B. Réduire les risques d'effets yo-yo

Le fait de baser son alimentation sur la privation totale peut entraîner ce que l'on appelle l'**effet yo-yo**, où l'on alterne des phases de restrictions sévères et des phases de suralimentation. Cela peut conduire à des prises et des pertes de poids répétitives, qui ne sont pas seulement mauvaises pour la santé physique, mais aussi pour la santé mentale. La modération, en revanche, favorise la **stabilité** en termes d'habitudes alimentaires et de poids.

C. Apprendre à gérer les plaisirs alimentaires

Avec la modération, il est possible d'intégrer les **aliments plaisir** dans un cadre sain sans se sentir coupable. Cela peut signifier savourer une petite portion de chocolat après le dîner, ou apprécier un dessert lors d'une occasion spéciale, sans que cela ne perturbe l'équilibre alimentaire général. Cela permet de satisfaire les envies tout en gardant le contrôle sur les quantités consommées.

16.3 Comment appliquer la modération dans son alimentation ?

Voici quelques façons concrètes de mettre en pratique l'approche de la modération dans votre quotidien :

A. Consommer des portions appropriées

Un des moyens les plus simples de pratiquer la modération est de **contrôler les portions** des aliments que vous consommez. Cela signifie par exemple savourer une petite portion d'un aliment riche en calories ou en sucre, plutôt que de s'en priver complètement ou de succomber à la tentation de l'excès.

B. Se fixer des moments spécifiques pour les plaisirs alimentaires

Planifier des moments pour savourer vos aliments préférés permet de mieux gérer les envies et d'éviter les excès. Par exemple, si vous aimez les pâtisseries, réservez-les pour une occasion particulière, plutôt que de les consommer tous les jours. Cela vous permet d'apprécier pleinement ces aliments, tout en maintenant un équilibre.

C. Varier les choix alimentaires

La diversité est une autre clé pour l'équilibre. Inclure une **grande variété d'aliments** dans votre alimentation vous assure un apport adéquat en nutriments tout en évitant la monotonie. Par exemple, vous pouvez inclure différents types de légumes, de protéines et de céréales dans vos repas pour répondre à vos besoins nutritionnels tout en maintenant une certaine flexibilité pour les plaisirs.

D. Éviter les comportements alimentaires rigides

Un régime trop restrictif ou trop rigide, où tout est mesuré et contrôlé au gramme près, peut devenir **stressant** et difficile à suivre sur le long terme. Adopter une approche plus flexible, en vous permettant occasionnellement des écarts contrôlés, aide à préserver le plaisir de manger tout en restant aligné avec vos objectifs de santé.

16.4 L'équilibre entre plaisir et santé

L'idée de modération repose sur l'équilibre entre deux éléments essentiels de la vie : **la santé** et **le plaisir**. Se nourrir ne devrait pas être une source de stress ou de privation constante, mais plutôt une opportunité de nourrir son corps tout en se faisant plaisir.

A. Ne pas diaboliser les aliments

Tous les aliments ont leur place dans une alimentation équilibrée. Il n'est pas nécessaire de catégoriser certains aliments comme "bons" ou "mauvais". Même les aliments riches en sucre ou en graisses peuvent être appréciés de temps en temps sans affecter négativement votre santé. Ce qui compte, c'est la **fréquence** et la **quantité**.

B. Favoriser le plaisir à table

Manger est aussi une expérience sensorielle. En adoptant une attitude basée sur la modération, vous pouvez savourer chaque repas, y compris ceux qui incluent des aliments plaisir. Prenez le temps de **déguster vos aliments**, en savourant leurs goûts, leurs textures et leurs odeurs. Cela vous aide non seulement à manger plus lentement, mais aussi à mieux ressentir la satiété et à éviter de trop manger.

16.5 Soutien de la pleine conscience alimentaire

La **pleine conscience alimentaire** est un outil efficace pour renforcer une approche modérée. En étant plus attentif à ce que vous mangez et aux signaux de votre corps, vous êtes en mesure de mieux comprendre vos besoins et de faire des choix plus équilibrés.

A. Reconnaître la faim et la satiété

Prêter attention aux signaux de faim et de satiété de votre corps peut vous aider à savoir quand manger et quand arrêter, plutôt que de manger par automatisme ou par émotion. Cela vous permet de manger uniquement lorsque votre corps en a réellement besoin, ce qui favorise une consommation modérée.

B. Être attentif à ses choix alimentaires

La pleine conscience vous encourage également à réfléchir aux **qualités nutritionnelles** de vos aliments et à faire des choix qui soutiennent à la fois votre santé physique et votre plaisir. En étant plus conscient de vos choix, vous pouvez éviter de tomber dans le piège des excès alimentaires tout en profitant des moments de plaisir.

16.6 L'importance du plaisir dans la durabilité de l'alimentation

Inclure des plaisirs alimentaires dans votre régime peut contribuer à rendre votre mode de vie sain plus **durable** sur le long terme. Si vous vous sentez constamment privé, vous serez plus susceptible de renoncer à vos objectifs de santé.

En revanche, en vous accordant des moments pour savourer les aliments que vous aimez, vous resterez plus **motivé** à maintenir un mode de vie sain et équilibré.

A. Réduire les frustrations

L'approche modérée permet de **réduire les frustrations** qui surviennent souvent lors des régimes trop restrictifs. En intégrant de petites indulgences, vous êtes moins susceptible de ressentir le besoin de "craquer" ou de vous laisser aller à des excès, car vous ne vous sentez pas privé.

B. Favoriser une relation saine avec la nourriture

En adoptant une approche modérée, vous établissez une **relation plus saine avec la nourriture**. Plutôt que de voir certains aliments comme des "interdits", vous apprenez à les apprécier sans excès, et cela contribue à une relation plus positive avec ce que vous mangez.

La **modération** est une approche durable et saine pour gérer son alimentation tout en maintenant le plaisir de manger. Contrairement à la privation totale, elle permet d'inclure des aliments plaisir dans une alimentation équilibrée, sans culpabilité ni excès. En vous concentrant sur le **contrôle des portions**, la **pleine conscience alimentaire**, et en planifiant de manière réfléchie vos moments de plaisir, vous pouvez atteindre vos objectifs de santé tout en profitant des plaisirs de la vie. Le plus important est de trouver un **équilibre** qui fonctionne pour vous, qui est à la fois sain, satisfaisant et durable.

Chapitre 17

Éducation et Sensibilisation :

Promotion de l'Éducation Nutritionnelle : Souligner l'importance de l'éducation nutritionnelle pour développer des compétences en matière de contrôle des portions dès le plus jeune âge.

Sensibilisation dans les Milieux de Travail et Scolaires : Proposer des programmes de sensibilisation sur le contrôle des portions dans les milieux de travail et scolaires pour encourager des choix alimentaires sains.

17.1 Promouvoir l'éducation nutritionnelle pour développer des compétences en matière de contrôle des portions dès le plus jeune âge

L'éducation nutritionnelle joue un rôle clé dans le développement de compétences pour le contrôle des portions, et cela devrait idéalement commencer dès le plus jeune âge. Apprendre aux enfants et aux jeunes à comprendre la nutrition, à reconnaître la taille des portions appropriées, et à faire des choix alimentaires équilibrés les aide à développer des habitudes saines qui les suivront tout au long de leur vie.

A. L'importance d'introduire l'éducation nutritionnelle dès l'enfance

Les habitudes alimentaires sont souvent établies très tôt dans la vie, et il est donc essentiel de fournir aux enfants les connaissances et les outils nécessaires pour bien gérer leur alimentation. L'apprentissage du contrôle des portions est une partie importante de cette éducation.

- **Éveil à la nutrition** : Introduire des concepts simples sur les groupes alimentaires, la taille des portions, et l'équilibre alimentaire dès la petite enfance aide à créer une fondation solide. Des activités interactives comme des jeux éducatifs, des ateliers de cuisine ou des activités scolaires centrées sur l'alimentation permettent aux enfants d'apprendre tout en s'amusant.

- **Modèle de comportement** : Les parents, enseignants et autres figures d'autorité jouent un rôle clé en tant que modèles. Montrer aux enfants comment composer un repas équilibré avec des portions appropriées, et les impliquer dans la préparation des repas, peut les aider à intégrer ces concepts dans leur quotidien.

B. Méthodes d'enseignement pour les jeunes

Pour que les enfants développent de bonnes habitudes alimentaires, il est essentiel de rendre l'apprentissage interactif, amusant et pratique. Voici quelques méthodes efficaces pour enseigner le contrôle des portions dès le plus jeune âge :

- **Utilisation de guides visuels** : Utiliser des assiettes à compartiments colorés, des illustrations ludiques ou des jeux sur la taille des portions peut aider les enfants à visualiser la quantité de nourriture appropriée. Par exemple, un tiers de l'assiette pour les légumes, un autre pour les protéines maigres, et le dernier pour les glucides peut être une règle simple à apprendre.

- **Jeux et activités** : Des jeux comme « composer son assiette » ou des activités en classe où les élèves doivent choisir les bonnes portions pour un repas équilibré sont très efficaces. Cela peut inclure des puzzles ou des cartes où les enfants apprennent à associer les groupes alimentaires et leurs portions.

- **Ateliers de cuisine** : Impliquer les enfants dans la préparation des repas est une excellente manière de leur apprendre les portions appropriées. En mesurant les ingrédients ensemble ou en les laissant répartir la nourriture, ils comprennent mieux ce que représente une portion raisonnable.

- **Contenu numérique** : Des applications et des jeux éducatifs peuvent aussi être utilisés pour sensibiliser les jeunes au contrôle des portions. Cela rend l'apprentissage de la nutrition plus attrayant, surtout pour les adolescents qui sont souvent plus connectés.

C. Impliquer les parents et la communauté

Pour que l'éducation nutritionnelle ait un impact durable, il est important que les parents soient impliqués. Offrir des **programmes éducatifs pour les parents** dans les écoles, ainsi que des ateliers communautaires, permet d'assurer que les messages reçus à l'école sont renforcés à la maison.

- **Ateliers familiaux** : Organiser des activités qui rassemblent parents et enfants autour de la nutrition peut aider à créer une cohérence dans l'éducation nutritionnelle. Des ateliers de cuisine, des cours de nutrition pour la famille, ou des défis alimentaires peuvent impliquer tout le monde et créer une dynamique positive autour du contrôle des portions.

- **Encouragement à la maison** : Les parents peuvent continuer à enseigner les portions appropriées à la maison en pratiquant eux-mêmes ces principes. Créer des repas équilibrés en famille et s'assurer que les enfants participent activement à la préparation et à la mesure des aliments renforce les compétences acquises à l'école.

17.2 Sensibilisation dans les milieux de travail et scolaires :

Outre l'importance de commencer tôt, il est tout aussi crucial d'étendre l'éducation nutritionnelle aux **milieux de travail** et **scolaires**. Cela contribue à promouvoir des choix alimentaires sains et à encourager le contrôle des portions chez les adultes et les jeunes.

A. Milieux de travail : Promouvoir une alimentation saine et le contrôle des portions

Dans les milieux de travail, le stress, les horaires chargés, et l'accès facile à des collations riches en calories peuvent favoriser de mauvaises habitudes alimentaires. Introduire des **programmes de sensibilisation** peut aider les employés à mieux gérer leur alimentation et à contrôler leurs portions.

1. Avantages pour les entreprises

Promouvoir une alimentation saine au travail a des **avantages pour l'entreprise**, car des employés en meilleure santé sont souvent plus productifs et moins susceptibles de tomber malades. Proposer des initiatives centrées sur la nutrition peut ainsi réduire les **absences** et améliorer le **bien-être général** des employés.

2. Exemples de programmes

- **Ateliers sur la nutrition** : Organiser des séances éducatives avec des nutritionnistes ou des diététiciens peut aider à sensibiliser les employés sur l'importance du contrôle des portions et leur fournir des stratégies pratiques pour mieux manger au travail.

- **Guides visuels dans les cantines** : Dans les entreprises qui ont une cantine, des affichages sur la taille des portions et la composition de repas équilibrés peuvent guider les employés dans leurs choix alimentaires. Utiliser des **signaux visuels** comme des assiettes équilibrées ou des informations nutritionnelles visibles permet de promouvoir des choix éclairés.

- **Encourager les pauses-déjeuner** : Inciter les employés à **prendre des pauses régulières** pour leurs repas peut prévenir le grignotage, qui est souvent dû à l'ennui ou au stress. Manger lentement et à des moments précis aide à mieux contrôler les portions et à éviter de manger trop rapidement.

- **Repas et collations saines** : Les entreprises peuvent proposer des options de **collations saines** et encourager les employés à préparer leurs propres repas équilibrés. Avoir des choix plus sains comme des fruits, des légumes ou des noix au lieu de collations sucrées et transformées favorise le contrôle des portions.

B. Sensibilisation dans les écoles

Dans les écoles, sensibiliser les élèves au contrôle des portions et à la nutrition est un enjeu crucial pour leur santé. Cela peut être fait à travers des **programmes d'éducation nutritionnelle** intégrés dans le curriculum, ainsi que des activités de sensibilisation spécifiques.

1. Programmes scolaires

- **Cours de nutrition** : Intégrer des cours de nutrition dans le programme scolaire permet aux jeunes d'apprendre l'importance de l'équilibre alimentaire et des portions adaptées à leurs besoins énergétiques. Ces cours peuvent aborder les groupes alimentaires, les portions recommandées, et l'impact d'une alimentation saine sur la concentration et l'énergie.

- **Ateliers et clubs de cuisine** : Offrir des clubs de cuisine ou des ateliers où les élèves apprennent à préparer des repas équilibrés les aide à mieux comprendre comment mesurer les portions et à adopter des habitudes alimentaires saines de manière pratique et interactive.

- **Jardins scolaires** : Avoir un jardin scolaire où les élèves participent à la culture de fruits et légumes peut renforcer leur connexion avec une alimentation saine. Cela les incite à consommer plus de légumes et à mieux comprendre l'importance des portions équilibrées.

2. Campagnes de sensibilisation

- **Journées de sensibilisation** : Organiser des journées spécifiques où l'accent est mis sur la nutrition et le contrôle des portions, avec des intervenants extérieurs, des nutritionnistes ou des chefs, permet de créer un environnement d'apprentissage attractif pour les élèves.

- **Affichages dans les cafétérias** : Afficher des guides visuels dans les cafétérias scolaires sur la taille des portions recommandées et les exemples de repas équilibrés peut guider les jeunes dans leurs choix alimentaires quotidiens.

C. Création d'un environnement favorable aux choix alimentaires sains

Dans les milieux de travail comme dans les écoles, il est important de **créer un environnement propice** aux choix alimentaires sains. Cela peut inclure des changements physiques, tels que l'amélioration de l'offre alimentaire dans les cafétérias ou les distributeurs automatiques, mais aussi des initiatives pour rendre la nutrition plus accessible et compréhensible.

- **Améliorer l'offre alimentaire** : Remplacer les options riches en calories, sucre et gras par des aliments plus nutritifs dans les cantines et les distributeurs automatiques est une étape clé. Par exemple, proposer des salades, des fruits frais, et des options riches en fibres peut encourager le contrôle des portions tout en améliorant la qualité des repas.

- **Programmes d'incitation** : Les milieux de travail et scolaires peuvent aussi mettre en place des programmes d'incitation pour encourager les choix alimentaires sains, tels que des **réductions sur les repas équilibrés** ou des récompenses pour les participants aux ateliers de nutrition.

Promouvoir l'éducation nutritionnelle et sensibiliser les gens au contrôle des portions dans les milieux de travail et scolaires est une stratégie cruciale pour encourager une alimentation saine. Que ce soit en inculquant des compétences dès le plus jeune âge à travers l'éducation scolaire ou en proposant des ateliers et des ressources dans les entreprises, ces initiatives peuvent avoir un impact durable sur les comportements alimentaires. L'objectif est d'aider chacun à faire des choix alimentaires éclairés, à gérer les portions de façon équilibrée, et à adopter des habitudes alimentaires bénéfiques pour leur santé à long terme.

Chapitre 18

Conclusion et Maintien d'une Approche Équilibrée

Le **contrôle des portions** est une composante essentielle d'une alimentation équilibrée et d'une gestion du poids efficace. Il permet de mieux comprendre ce que nous consommons et d'ajuster notre apport calorique à nos besoins spécifiques, sans pour autant sombrer dans la privation ou les restrictions excessives. La maîtrise des portions est à la fois une compétence et une habitude, et lorsque pratiquée de manière consciente, elle devient un pilier fondamental pour maintenir une relation saine avec la nourriture.

18.1 Réaffirmation de l'Importance du Contrôle des Portions

Le contrôle des portions présente de nombreux avantages tant pour la gestion du poids que pour la santé globale. Voici une synthèse des bénéfices liés à une approche consciente du contrôle des portions :

- **Équilibre calorique** : Une gestion appropriée des portions aide à consommer les bonnes quantités d'aliments pour répondre aux besoins énergétiques du corps, ce qui est crucial pour maintenir un poids sain. Cela évite la surconsommation involontaire de calories, souvent responsable de la prise de poids.

- **Amélioration de la digestion** : En limitant les portions excessives, le corps peut mieux digérer et absorber les nutriments, ce qui peut réduire les ballonnements et les inconforts digestifs.

- **Prévention des excès** : Prendre conscience de la taille des portions permet d'éviter de manger machinalement ou de dépasser ses besoins réels, souvent encouragé par les portions trop généreuses servies dans les restaurants ou par la disponibilité d'aliments très transformés et riches en calories.

- **Satisfaction accrue** : En mangeant lentement et en savourant chaque bouchée, le cerveau a le temps de recevoir les signaux de satiété, ce qui permet d'être rassasié avec des portions plus petites mais adéquates.

- **Gestion des envies** : Contrôler ses portions permet de continuer à profiter des aliments que l'on aime, y compris ceux plus caloriques, mais en petites quantités. Cela aide à éviter la frustration ou la culpabilité qui peuvent accompagner des régimes trop restrictifs.

- **Santé globale** : Une approche équilibrée du contrôle des portions favorise la consommation de nutriments essentiels tout en réduisant les excès qui pourraient entraîner des problèmes de santé comme l'obésité, les maladies cardiovasculaires ou le diabète.

18.2 Encouragement à l'Action

La théorie du contrôle des portions est simple, mais elle nécessite de la pratique et de la vigilance pour être intégrée de manière durable dans la vie quotidienne. Pour mettre en pratique les stratégies discutées, voici quelques conseils concrets pour favoriser une **approche proactive** :

- **Commencez progressivement** : Inutile de changer toutes vos habitudes alimentaires du jour au lendemain. Choisissez une ou deux stratégies de contrôle des portions à appliquer au quotidien, comme l'utilisation de la méthode de la main pour estimer les portions ou la pleine conscience lors des repas.

- **Préparez-vous à l'avance** : Planifiez vos repas et vos collations à l'avance pour éviter les décisions impulsives. Utilisez des tupperwares pour préparer des portions individuelles et assurez-vous de disposer d'alternatives saines à portée de main pour ne pas céder aux tentations.

- **Soyez attentif aux signaux de votre corps** : Apprenez à distinguer la faim réelle de l'envie de manger liée à l'ennui ou aux émotions. Prenez le temps de vous interroger sur vos sensations avant de vous servir ou de vous resservir.

- **Utilisez des outils** : Utilisez des tasses à mesurer, des cuillères et des balances alimentaires pour vous familiariser avec la taille réelle des portions. Cela vous aidera à visualiser les quantités appropriées avec plus de précision au fil du temps.

- **Éduquez-vous et restez curieux** : Continuez à apprendre sur la nutrition et à découvrir de nouvelles recettes et méthodes pour équilibrer vos repas. Le contrôle des portions est une compétence qui évolue avec le temps et l'expérience.

En appliquant consciemment les **principes du contrôle des portions**, vous pouvez non seulement atteindre vos objectifs de gestion du poids, mais aussi développer une relation saine et équilibrée avec la nourriture. La **pleine conscience** dans vos choix alimentaires, combinée à une **planification proactive**, vous aidera à créer des habitudes durables et à long terme. En intégrant ces pratiques au quotidien, vous serez en mesure de maintenir un **équilibre calorique approprié** et d'atteindre une santé optimale.

18.3 Un Cadre pour une Alimentation Équilibrée et Durable

La **modération**, l'**éducation nutritionnelle**, et la **conscience de soi** sont les trois piliers qui soutiennent une alimentation équilibrée. Ces fondements permettent d'éviter les excès alimentaires tout en maintenant le plaisir de manger. En pratiquant régulièrement ces stratégies, vous renforcerez votre capacité à contrôler vos portions, tout en conservant la flexibilité nécessaire pour profiter de la variété et des plaisirs de la table.

Conclusion finale : Le contrôle des portions n'est pas une méthode restrictive mais un moyen d'améliorer la qualité de votre alimentation. Plutôt que de se concentrer sur ce que vous ne pouvez pas manger, concentrez-vous sur l'équilibre et la qualité des aliments que vous choisissez, dans des portions adaptées à vos besoins individuels. En prenant ces mesures conscientes et équilibrées, vous pouvez non seulement gérer votre poids de manière saine, mais aussi profiter pleinement d'une vie riche en saveurs, en nutrition et en bien-être.

TABLE DES MATIERES

Ericson M'TREIZE est un nutritionniste et écrivain français né en 1969 à Kinshasa d'un père officier de l'armée de terre et d'une mère cheffe d'un restaurant étoilé. Il développe dès son plus jeune âge un intérêt pour la santé et le bien-être. Après des études en biologie à l'Université Claude Bernard, il poursuit une spécialisation en diététique et nutrition, obtenant un diplôme de master en nutrition humaine à l'Université de Montpellier.

Dans les années 2000, Ericson commence à travailler comme consultant en nutrition pour divers hôpitaux et cabinets privés. C'est au cours de cette période qu'il se passionne pour les problématiques liées à l'obésité, notamment la gestion des portions alimentaires comme facteur clé dans la perte de poids durable. Sa méthode repose sur une approche scientifique, mais aussi comportementale, intégrant la psychologie alimentaire et l'éducation nutritionnelle.

Dans ce livre, Ericson y propose une réflexion sur l'importance de la taille des portions dans la régulation de l'appétit, mais aussi sur l'impact socioculturel des habitudes alimentaires modernes. Le livre s'adresse aussi bien aux professionnels de santé qu'au grand public, combinant des données scientifiques et des conseils pratiques.

En plus de son travail d'écrivain, Ericson est également un fervent défenseur de la cuisine locale et de la réduction du gaspillage alimentaire, deux valeurs qui se reflètent dans son approche nutritionnelle.

Aujourd'hui, le bien-être de l'humain reste son cheval de bataille.